続 POT ファシリテーター養成マニュアル

Paramedic
Orbital
Training

救急振興財団救急救命東京研修所 教授
南 浩一郎 著

Facilitator Training for POT

ぱーそん書房

■はじめに

　現在までの救急救命士(救命士)の職務は、心肺蘇生法の質の維持と、心肺機能停止傷病者の救命率の向上に重点がおかれていたが、現在、心肺機能停止前の医療行為および応急処置を含む救急業務に救命士の能力を活用する流れに変化しつつある。その中で、どのように理学的所見の観察の仕方や思考の仕方などを教育していくのかが議論されてきた。

　POTは約4年前から救命士の観察能力の向上を目的に心肺停止前トレーニングとして開発され、今まで普及が図られてきた。今日では多くの地域でこれを参考に生涯教育が行われている。

　前書『POTファシリテーター養成マニュアル』は、POTの教育技術を多くの救命士の方に学んでもらおうと平成27年12月に刊行された。ありがたいことに多くの方に活用して頂いている。しかし、前書ではPOTの講義症例全体の前半部分しかなかったために、後半の症例も必要との声を頂いていた。この『続POTファシリテーター養成マニュアル』は前書の続編としてつくられたものである。

　心肺機能停止前における特定行為の適否を判断するには、心肺機能停止の判断以上に高度な医学的知識・技術に基づいた初期観察・全身観察が必要となる。現在は、心肺機能停止を予防するための応急処置・医療行為こそ、今後の救急救命士制度発展の鍵になると考えられている。

　本書を参考に、各消防本部で自分たちの力でPOTを開催してほしい。また、この手法は救急隊でのOJTや想定訓練(シナリオトレーニング)にも活用できる。本書を日々の訓練や臨床に活用し、観察能力を伸ばし疾患の知識を深めてほしい。

　また、『POTファシリテーター養成マニュアル』『続POTファシリテーター養成マニュアル』は救命士のみならず、救急に携わる看護師や研修医のケーススタディにも十分活用可能である。ぜひ、幅広い医療従事者に勉強会などの資料としてご活用頂き、理学的所見を用いた救急での診断、観察能力を養って頂ければ幸いである。

平成28年10月吉日

南　浩一郎

■ 目次 ■

- ＰＯＴとは何か — 1
- ＰＯＴにおけるファシリテーターとは — 2
- ＰＯＴの講義の進め方 — 4
- 会場の設営 — 5
- 講義資料の準備 — 6
- ＰＯＴの構成 — 7
- ＰＯＴでの症例提示の方法 — 8
- 症例提示のポイント — 12
- プレゼンテーションのやり方 — 13
- プレゼンテーションの評価 — 15
- ディスカッションのやり方 — 16
- 講義のやり方 — 17

- 症例 20　出血性ショック — 19
- 症例 21　敗血症性ショック — 23
- 症例 22　敗血症性ショック — 27
- 症例 23　高血糖１．糖尿病性ケトアシドーシス — 31
- 症例 24　高血糖２．非ケトン性高浸透圧性昏睡 — 35
- 症例 25　低血糖発作 — 39
- 症例 26　甲状腺機能亢進症(甲状腺クリーゼ) — 43
- 症例 27　副腎皮質機能低下症(急性副腎不全) — 47
- 症例 28　敗血症性ショック — 51
- 症例 29　腎性心不全、心不全、肺水腫 — 55
- 症例 30　透析患者、肺水腫、腎性高カリウム血症 — 59
- 症例 31　急性腎不全 — 63
- 症例 32　頻拍性不整脈 — 67
- 症例 33　徐脈性不整脈 — 71
- 症例 34　致死性不整脈(Brugada症候群) — 75
- 症例 35　偶発性低体温症 — 79
- 症例 36　熱中症 — 83
- 症例 37　アナフィラキシーショック — 87
- 症例 38　神経原性ショック(脊髄損傷) — 91
- 症例 39　溺水 — 95

■ POT とは何か？

　POT(Paramedic Orbital Training)は、限定された種類の疾患で構成されるシナリオを使用した、救命士とファシリテーター(facilitator)との間で行われる双方向性のシミュレーションであり、一般財団法人救急振興財団救急救命東京研修所の南らが中心となり開発された。

　疾患ごとに理学的所見に関するテーマが設定されており、**図1**のような一連のフローによって参加者自身に気づきを与え、短時間の講習でテーマの重要性が認識できる構成になっている。

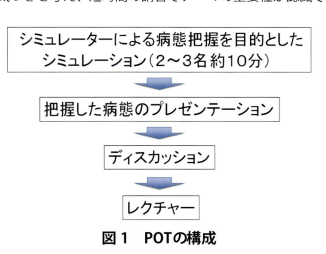

図1　POTの構成

　POTでは、テーマごとに数症例のシミュレーションが1つのタームを形成する。例えば、テーマを「呼吸器」とし、呼吸音に特徴的な所見を呈する疾患3症例のシミュレーションがつくられている。想定・所見付与を言葉では一切与えず、パソコン(PC)やタブレット型PCにより音声・画像・イラスト・動画で提供する。救命士は初期観察、全身観察によって自ら理学的所見を求め、想定や理学的所見の意味を自ら判断して症例の病態を把持する。その過程には、救命士が病院へ連絡する形式のプレゼンテーションにより自分の考えをアウトプットする、ディベートするという要素も含まれてくる。「POT」はこれまでの救命士の教育にはなかった形式の、ディスカッションなどへ自らが参加する能動的な学習である。

　なお、「POT」のホームページ(http://www.geocities.jp/mqpxp905/)をこの度開設しました。一度、覗いてみてください。

■ POTにおけるファシリテーターとは

　POTにおいてはファシリテーターが重要な役割を果たす。ではファシリテーターとは何か？　定義には"ミーティング、シンポジウム、ワークショップなどにおいて、中立な立場を保ちながら会議の中に介入し、議論を調整しながら全員の合意形成や相互理解に向けて深い議論がなされるよう調整する役割を果たすもののこと"とある。単に知識や技術を救命士に教えていくインストラクターではない。ファシリテーターは議題や内容そのものの専門家である必要はないが、参加者やプログラムによっては、意見交換を促進するだけでなく、視覚に訴える手法や、身体の動きや移動を使った技法、感情を伴う介入や参加者の立場を兼ねる場合もある。ファシリテーターとは簡単にいうとテレビの討論番組の司会者みたいなものである。司会といっても、その役割は会の進行だけに関与するのではなく、企画・進行までを網羅する、どちらかといえばMC (Master of Ceremony) といえる立場であろう。

　ではPOTにおけるファシリテーターは、どのような役割を果たすか以下に述べてみよう（**表1**）。

表1　ファシリテーターとは

①その会全体の運営・管理の責任者
②グループ・プロセスの観察者であること
③グループ・プロセスの援助者であること
④スケジュールを管理する
⑤講義および実習のインストラクター

❶その会全体の運営・管理の責任者である。まず、ファシリテーターはその会の責任を負う立場にある。通常は企画する人とレクチャーする人は分かれている場合が多いが、POTの場合はその会全体の運営・管理の責任者はファシリテーターになる。ファシリテーターは、いつ、どこで開催するかを企画・立案する役割を担うことになる。Master of Ceremonyであり、プロデューサーである。

❷参加者の観察者である。ファシリテーターは、POTを行う際には注意深く参加者を観察しなければならない。参加者がどんな人であるのか？　参加者の救命士経験年数は？　参加者の意欲は？　参加者の動機は？　など、さまざまな要素を観察しながら、POTがスムーズに進行するようにしなければならない。例えるなら、寿司屋のカウンターで向かい合う職人と客の関係で、寿司職人は客がどのように食べるのか、速いか遅いか、満足しているかなど、さまざまな様子をカウンター越しに観察しながら、ネタを考えて提供する。POTも同じで、質問などは参加者のさまざまな要素を考えながらタイミングよく出さなければならない。

❸参加者の援助者であること。場合によってはグループの話し合いがうまくいかないことがある。そのときにはファシリテーター自身がそのグループの話し合いに介入して、議論を活発

にするように仕向けなければならない。また、その過程で議論に参加できていない人に参加を促すこともある。しかし、安易に指導してはならないし、誘導もしてはならない。救命士とファシリテーターとの間で行われる双方向性のシミュレーションが基本であり、救命士の議論の中身や回答をそのまま受け入れて、決して否定してはならないことに注意が必要である。

❹スケジュールを管理する。POTは1症例が約30〜60分程度で終了するように設定している。これは時間管理をしっかりすることによりなるべくコンパクトにして、集中力を持続するようにするためである。通常の講演などでは、途中で集中力が低下したりする。それを防ぐためにも、POTでは1症例ごとにグループでの話し合いを多く盛り込む。しかし、あまり長い時間話し合いをもたせると逆に退屈な話し合いになる危険性もある。しっかりと時間管理を行い、できれば放送番組のように最後に結論を導くようにしなければならない。

❺講義および実習のインストラクターである。POTでは最後に理学的所見の取り方や髄膜刺激症状の検査の手技などのように、実技が入ることがある。そのときはファシリテーターがインストラクターの役割も兼ねなければならない。

■ POTの講義の進め方

　POTは双方向性の講義であるので、常に対話が存在する。ファシリテーターが一方的に講義をすることはない。しかし、講義全体で行う基本的な考え方があり、ファシリテーターはそれに沿った講義を行うべきである。

●"アッ"という驚きを体験させる
　例えば、あるモザイク模様があった場合、それを見た人は初めは何かまったくわからないが、しばらくするとある動物が隠されていたことに気がつくような場面を想像するとよくわかる。その中で、これには犬の絵が潜んでいます、さあどこにあるでしょう、という場合と、これには何かが隠されています、さあなんでしょうか？　という場合を比較してみよう。犬といった場合は、ああここに犬があったのねという感情は湧くかも知れないが、後者の場合は『潜んでいるのはものですか？』とか『植物ですか？』というようなファシリテーターとの会話が成立する。その中で、『ああこれ犬でしょう』という発見があれば、強くその印象を植えつけることに成功する。

●感情に訴える
　一般に強い感情と結びついて記憶されたイベントは後々まで記憶され続ける傾向がある。テストのために頭に詰め込んだ知識などは、いつの間にか消えてなくなることが多いのに、うれしいことや楽しいこと、悲しいことやつらいことなどの記憶は、なかなか忘れないことを多くの人が経験する。これは記憶に感情が強くリンクしているからである。これをエピソード記憶というが、この記憶は体験したことの『思い出』である。エピソード記憶には時間や場所、そのときの感情が含まれる(感情は記憶の質に影響する)といわれる。また、あるエピソードを1回体験しただけで、それを記憶する。特に、POTでは病態把握の後に、ホワイトボードにまとめて、参加者全員の前でプレゼンテーションを行う。これには、緊張感とさまざまな感情が入り込む。こうすることで、救命士にとって、単なるスライドとシミュレーターを用いた模擬傷病者が、鮮明なエピソード記憶となることが期待される。

●自由な環境
　POTでは、症例について各テーブルでディスカッションを行う時間が長い。また、症例を提示する時間もしっかりとっている。この時間は、参加者が無言でいる必要はない。隣や前の参加者と自由に話し合ってよいことにしている。これにより、講義の間の集中力を高めることが可能だし、驚き体験を共有することもできる。場合によってはモバイルPCやスマートフォンによってGoogleなどの検索ソフトで調べてもよい。さらに、テーブルには菓子などを置くとさらにディスカッションが盛んになる。糖分を口にすると、快感中枢を刺激され、脳内でエンドルフィンが分泌される。エンドルフィンは、人のこころをくつろがせるといわれる。また、糖分は動物実験などで記憶によい影響を与えることがわかっている。

■会場の設営

　会場のレイアウト例を示す(**図2**)。参加者はなるべくファシリテーターと近い距離にあることが望ましく(マイクが必要でないくらい)、双方向の会話が成立するようにする。各テーブルは4～6人程度で、話し合いが容易になるように設定する。また参加者の配置は極めて重要で、経験数、年齢なども加味し話しやすい環境をつくってあげるべきである(これはファシリテーターの重要な仕事である)。

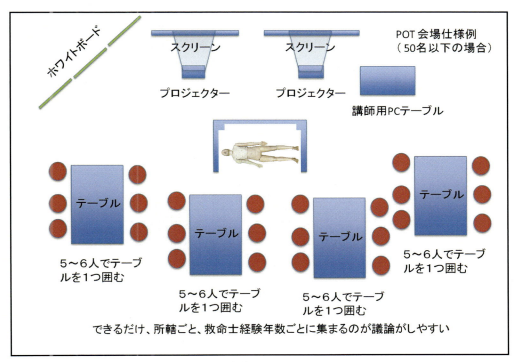

図2　会場レイアウト

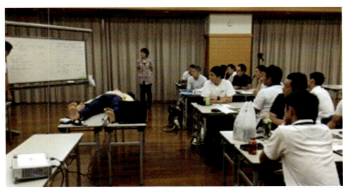

(POT会場の1コマ)

■講義資料の準備

　講義の項目は 39 症例準備してある (**表 2**)。これを適宜選択して行う。各講義にはスライドが既に販売されているのでこれを活用する。また、講義が終了した後には、講義の要点をまとめた資料があるので、これを用いた復習などを推奨する。

表 2　講義項目

症例番号	大項目	中項目	小項目
1	心疾患	急性心筋梗塞	乳頭筋断裂による僧帽弁閉鎖不全症
2			急性心筋梗塞(左冠状動脈)
3			亜急性細菌性心内膜炎による敗血症性ショック
4			急性心筋梗塞(右冠状動脈)
5			急性心筋梗塞(左冠状動脈)
6		弁膜症	僧帽弁閉鎖不全症
7		大動脈解離	大動脈解離・心タンポナーデ
8	脳疾患	感染	髄膜炎
9		出血	くも膜下出血
10		脳卒中	脳出血
11			脳梗塞
12		脳ヘルニア	
13	呼吸器疾患	喘息	
14		慢性閉塞性肺疾患(COPD)	
15		気胸	
16		窒息(上気道閉塞)	
17		緊張性気胸	
18		肺炎	
19		肺血栓塞栓症	
20	消化器疾患	消化管出血	出血性ショック
21		腹膜炎	敗血症性ショック
22		急性膵炎	敗血症性ショック
23	代謝性疾患	糖尿病	高血糖1. 糖尿病性ケトアシドーシス
24			高血糖2. 非ケトン性高浸透圧性昏睡
25			低血糖発作
26	内分泌疾患	甲状腺	甲状腺機能亢進症(バセドウ病)
27		副腎	副腎皮質機能低下症(急性副腎不全)
28	腎疾患	腎結石	敗血症性ショック
29		腎不全	慢性腎不全、心不全、肺水腫
30			透析患者、肺水腫、腎性高カリウム血症
31		急性腎炎	急性腎不全
32	心電図	頻脈性不整脈	
33		徐脈性不整脈	
34		致死性不整脈	
35	外因	偶発性低体温症	
36		熱中症	
37		アナフィラキシー	
38		神経原性ショック(脊髄損傷)	
39	小児	溺水	

《 **各準備に関する問い合わせ先** 》

・講義スライド・シミュレーター：レールダル メディカル ジャパン株式会社
　〒 102-0082　東京都千代田区一番町 8 住友不動産一番町ビル 5 階　TEL：03-3222-8080　FAX：03-3222-8081
・講義資料：株式会社ぱーそん書房
　〒 101-0062　東京都千代田区神田駿河台 2-4-4 明治書房ビル 5 階　TEL：03-5283-7009　FAX：03-5283-7010
　ホームページ　http://www.person-shobo.co.jp

■ POTの構成

　POTは、症例観察、プレゼンテーション&ディスカッション、レクチャーの3パートから構成される(**図3**参照)。それぞれの時間は症例観察が10分を各3人(計10～30分)、プレゼンテーション&ディスカッション(15～20分)、レクチャー(10～15分)という構成で行うのが標準である。これには、1症例をいかに集中力を切らさずに行うかを考えている。

　人間の集中力は**図4**で示すように、中間になるとどうしても落ちてしまう。慣れを防止するためにもプレゼンテーションとディスカッションが重要な役割を果たす。

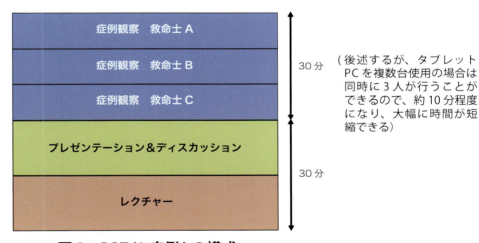

図3　POT(1症例)の構成

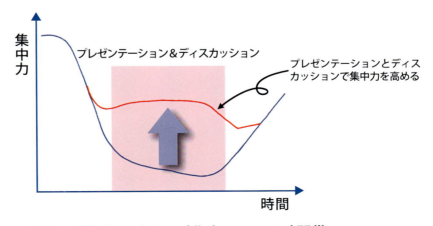

図4　1講義で聴き手が集中している時間帯

■ POTでの症例提示の方法

●決まった方法はない

　実際にどのような流れで、症例を提示するかであるが、特に決まった方法はない。だいたい、1症例につき2～3名の救命士に傷病者の病態を観察してもらい、その後観察した症例をホワイトボードや黒板などにまとめてもらう。

　観察は10分程度で行うが、どんなやり方でもかまわない。なるべく、普段やっているような自由度をもたせた観察を行うようにする。

　症例観察の方法であるが、現在はだいたい2つの方法で行っている。

方法1　ICT(Information and Communication Technology) を用いた方法

　救命士5～6名が1グループになって各テーブルに分かれ、各テーブルごとにタブレットPCを1台ずつ用意し、各参加者はスマートフォンなどICTを用いて議論する方法。

　このやり方は特に症例を観察する人を決めておらず、テーブルごとのグループで1症例を観察する方法である。このときは各テーブルにタブレットPCを1台ずつ設置しておかなければならないが、同時に観察ができるために非常に時間が短縮化され、また観察の間も話し合いが行われるというメリットがある。

　話し合いの途中では、インターネットを閲覧したり、本を見たりして学習することも可としている。

　話し合いのときには、次頁の例のように紙を用いてまとめてもらう。このまとめをカメラ撮影してプロジェクターに投影することでホワイトボードの代用が可能になる。

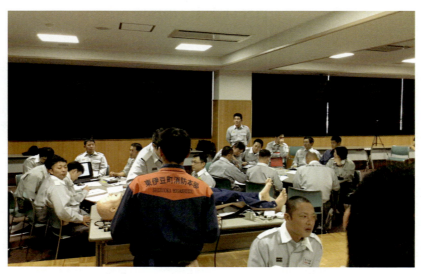

(タブレットPCを用いて行うPOTの風景)

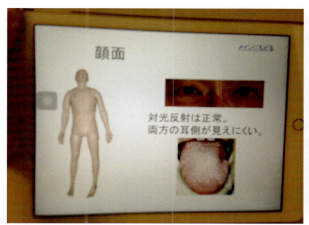 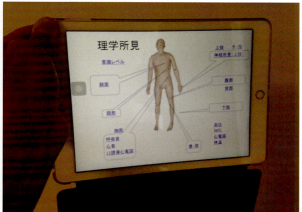

(タブレット PC の画面)

具体的なやりとりを以下に示す。

ファシリテーター (F)：では、POT を始めます。ここに傷病者がいます。この傷病者をグループごとに観察してください。時間は約 10 分程度です (タイマーを表示する)。観察の仕方は特に決まったことはありません。但し、傷病者に関する質問は受けつけません。スライド記載の情報以外はありませんので、与えられた情報から判断してください。
(グループでタブレット PC を観察し、シミュレーターを聴診しながら全体で 10 分間話し合い、用紙にその議論をまとめる)

F：ではまとめて頂いた症例を代表者 1 名の方にプレゼンテーションして頂きます。

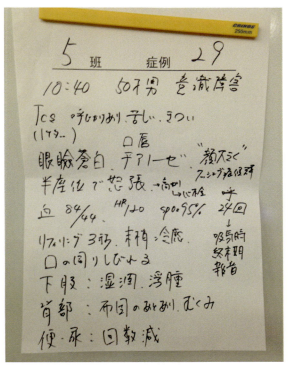

(プレゼンテーション用の症例まとめ)

救命士A：50歳、男性。意識障害の傷病者です。顔面蒼白で、チアノーゼがあります。半坐位でも外頸静脈が怒張しているので体内に水分が過剰な状態だと思います。
F：バイタルは？
救命士A：ショックバイタルです。
F：ショックの原因はなんですか？
救命士A：これは心原性ショックを疑っています。
F：心原性ショックを疑う根拠はなんですか？
救命士A：肺野には断続性、低調性のラ音が聞かれます。これから、左心不全を疑っています。
F：心電図や心音は？
救命士A：心音は正常です。しかし、心電図は電解質異常があります。カリウムが高いのではないでしょうか。
F：電解質異常の原因はなんですか？
救命士A：これは腎不全ではないかと思います。
F：輸液すべきでしょうか？
救命士A：この病態はうっ血性心不全だと思いますので輸液はすべきではないです。
F：では処置は？
救命士A：本来なら前負荷を減らすべきです。ですから、起坐位がよいかと思います。
F：低酸素については？
救命士A：酸素を投与していくことで対処したいです。
F：では次の方、同じように説明してください(という感じで次の救命士に発表してもらう)。

方法2　タブレットPCを用いない方法

　この方法はPC 1台を用い、救命士2〜3名で順番を決めて1人ずつ行う場合である。救命士3名で行う場合は、最初に順番を決めて、2番目、3番目の救命士はなるべく、別室で待機して自分以外の救命士の観察を参考にしないようにする。その理由は、症例を観察してしまうと自分の考えがほかの人の考えに誘導される恐れがあるからである。

　具体的な方法を以下に示す。

F：では、POTを始めます。ここに傷病者がいます。この傷病者を観察してどのような病態なのかを述べてください。時間は約10分程度です。観察の仕方は特に決まったことはありません。但し、傷病者に関する質問は前頁と同じ、スライド記載の情報以外はありませんので、与えられた情報から判断してください。
　これが、傷病者の情報です。メモを取ってもかまいません。次の順番の救命士の方は、これをお読みになった後、隣りの部屋で待機していてください。
　では、最初の救命士の方どうぞ。次のスライドから観察したい部分をおっしゃってください。スライドは時間内なら何回でも見ることができます。
F：この症例の病態を説明してください。
救命士B：50歳、男性。意識障害の傷病者です。ショックバイタルです。眼球結膜が蒼白、高カリウム血症、全身浮腫、肺水腫(軽度)となっており、これらは腎不全を疑わせる所見です。
F：呼吸状態は？

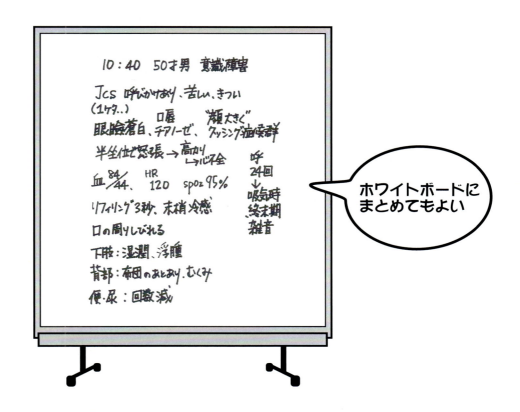

ホワイトボードにまとめてもよい

救命士 B：背部から低調性、断続性ラ音が聞こえています。また、低酸素であるので、酸素投与して搬送します。

F：ショックの原因はなんですか？

救命士 B：これは腎臓機能が低下して体内の水分が排出されない状態です。俗にいううっ血性腎不全の状態です。

F：心機能はどうですか？

救命士 B：心音は正常と思います。しかし、心電図に関してはT波の尖鋭化とQT間隔の狭小化があり、カリウムが高くなっている感じがあります。前負荷が過剰な心原性ショックと思います。

F：口のしびれはなんですか？

救命士 B：これはカリウムが上昇したことによる神経の過敏性の亢進と考えています。

F：体位変換の効果は？

救命士 B：下肢挙上したらショックがひどくなり、起坐位にするとかなり血圧が戻っています。輸液してはいけないと思います。

F：では次の方、同じように説明してください（という感じで次の救命士に発表してもらう）。

　だいたい2つの大きな方法を提示しているが、これは開催するファシリテーターでアレンジしても問題はない。肝心なことは楽しく自由にやってもらうことである。

■症例提示のポイント

1. ゲーム感覚で行う
　症例提示のときは救命士が前に出て行うことになるので、精神的には緊張する場面でもある。この緊張感が症例の理解によい影響を与えることが多いが、逆に思考がうまくまとまらないこともある。ファシリテーターは、あくまでもゲーム感覚でPOTに取り組んでもらうようにする。

2. 比較検討する
　数名の救命士が行うことになるが、それを参加者は比較することになる。比較することにより、症例の観察を行わない見学者にとって各個人のやり方や観察の長所・短所を学ぶことができる。

3. 時間をしっかり管理する
　救急現場は時間が勝負である。あまり長い時間をかけることはできない。臨場感を出す意味でも、10分程度であることを告げて、時間の制約下で観察してもらうように配慮する。

4. 感情を伴うように
　感情を伴う場合は、記憶に残りやすい。そのためにも、症例の観察時は臨場感やさまざまな感情(恥ずかしさや優越感・焦りなど)をもたせるようにする。

■プレゼンテーションのやり方

　救命士にとって、症例をいかに簡潔にかつ的確にまとめて報告するかは重要な能力の1つである。POTでは、このプレゼンテーションをいかに行うかに重点をおいている。
　POTでは症例の観察が終了すると、ホワイトボード、黒板に要点をまとめてもらう(前出した、紙にまとめてカメラで撮影する方法も可)。これを行う際は、なるべく自由に記載させ、その救命士の思考が明らかになるように心がける。
　ファシリテーターと救命士がこのホワイトボードをもとにディスカッションを行う。その場合にはファシリテーターは救命士を指導することなく、また誘導することなく、なるべく救命士の考えを引き出すように議論をもっていく。

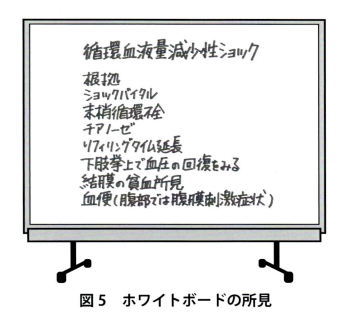

図5　ホワイトボードの所見

　以下に、救命士のホワイトボードの所見(**図5**)と、この症例のディスカッションの過程を示す。

F：救命士の方に今回観察した所見をもとにこの症例の病態についてプレゼンテーションして頂きましょう。
救命士：今回の症例は循環血液量減少性ショックです。根拠はショックバイタルです。末梢循環不全、チアノーゼ、リフィリングタイム延長、下肢挙上で血圧が回復、結膜の貧血所見、血便(腹部では腹膜刺激症状)、以上です。
F：なるほど。意識障害の原因はショックということですか？
救命士：はい、確かに出血傾向があり脳内の出血など考えてはみましたが、特に神経学的な所見はありませんでした。

F：ショックの鑑別では循環血液量減少性としていますが、心原性ではないのですか？

救命士：まず、呼吸音が正常でした。もし、左心不全があれば俗にいう湿性ラ音が聴取されてもおかしくないです。また、12誘導心電図では肥大や虚血も示されていません。

F：では、輸液はどうですか？

救命士：するべきだと思います。

F：なぜですか？

救命士：下肢挙上で血圧が上がっています。これはかなり輸液に効果があると考えられる所見だからです。

F：了解しました。ありがとうございました。

■プレゼンテーションの評価

　プレゼンテーションする際には評価を行うべきである。但し、評価を行うのはファシリテーターではなく、聞いている参加者であることが望ましい。よく行われているのが多数決で評価する方法である。誰が一番自分の考えに近かったかという評価には診断の正しさとプレゼンテーションの素晴らしさという二面の評価があるからである。できれば、評価した参加者に『なぜこの救命士の判断やプレゼンテーションが素晴らしかったのか？』などと質問をすることで、自分の考え方がほかの救命士にどのように評価されているのか気づかせるきっかけにもなるからである。

　ファシリテーターはなるべく観察した2～3名の救命士の所見の差や考え方の違いを整理して、参加者が判断しやすいように議論を深めるようにしなければならない。

　評価のときには、4色のカラーカードを使うなど、やり方は各自でアレンジしてよい。

■ディスカッションのやり方

　ディスカッションでは、**なるべく自由な考え方をしてもらうようにすることもファシリテーターの大きな仕事**になる。そのためにはブレインストーミングの方法に準じるのが有効であろう。

　これはブレインストーミング(Brainstorming)あるいはブレインストーミング法(BS法)といわれ、アレックス・F・オズボーンによって考案された会議の方法である。

　ブレインストーミングの4原則は以下のとおりである。

①判断・結論を出さない(結論厳禁)。

　自由なアイデア抽出を制限するような判断・結論は慎む。但し可能性を広く抽出するための質問や意見ならば、その場で自由にぶつけ合う。「判断する所見が足りないがどうするのか」と可能性を広げる発言は歓迎である。

②粗野な考えを歓迎する(自由奔放)。

　誰もが思いつきそうなことでもかまわないし、奇抜な考え方でも否定をしてはいけない。

③量を重視する(質より量)。

　さまざまな角度から多くのアイデアを出す。一般的な考え方・アイデアはもちろん、一般的でなく新奇性のある考え方まであらゆる提案を歓迎する。

④アイデアを結合し発展させる(結合改善)。

　別々の考え方をくっつけたり一部を変化させたりすることで、新たな考え方を生み出していく。他人の意見に便乗することが推奨される。

　また、プレゼンテーションが同じ内容になることもある。そのときは各プレゼンテーションの長所を議論する。このときは、各症例のプレゼンテーションのよい点を述べさせて、決して否定的なことは述べないようにする(個別に問題点を問われた場合は、講義後に参考程度に伝えることが望ましい)。

■講義のやり方

● POTは講義後の復習が大切
　POTではプレゼンテーション、ディスカッションに重点をおき、なるべく自分たちで症例を掘り下げることを重視しているが、症例の疾患の知識を忘れている救命士もいる。そのために講義を行うが、あまり詳細に行う必要はない。簡潔にまとめておけばよいと考える。そのときに大切なのは、**POTは講義の後に復習して自分の知識にすることが大切である旨をしっかり伝えることである**。そのために講義資料(ぱーそん書房から販売)が準備されているので、時間がつくりにくい救命士にもなるべく、講義後の自己学習をするよう指導することがポイントである。

● POTは症例を答えることよりも思考の在り方が大切
　POTは、症例を正しく答えることよりもその思考の在り方が問題となる。一応、症例の答えは提示するが、それを押しつけてはいけない。ほとんどの症例が実際の症例をもとにつくられているので、正解であることは事実であるが、ディスカッションに出てきたものを否定しているわけではないことに気を配る。症例の難易度がやさしい場合は、どの救命士も正しい答えを出す場合がある。そのときはプレゼンテーションのやり方でも述べたように、"よりよい救命士報告を行うためにはどうすべきか"のような講義になってもかまわない。

●『POTでは名探偵はいらない』
　難易度の高い症例では、その症例の答えが分かれる場合もあるだろう。そのときは講義でその答えについての簡単な説明をする程度(『実際はこういう診断でした』程度でかまわない)にとどめて、正解を押しつけることのないようにするべきである。ミステリー小説では真犯人を見つけた場合、探偵がカクカク、シカジカで犯人はこの人になりましたと最後に種明かしを行うが、POTでは必ずしもする必要はない。さまざまな仮説を出し合うことが重要である。『POTでは名探偵はいらない』と思ってほしい。

●『未解決なほど、エピソード記憶になる』
　正解がいくつも出てくる場合は、参加者が正解に対して疑問を呈することがある。その場合は、後に自分で検討してもらうようにする。さまざまな意見が後から出てきて、数日経ってからでもみんなで再度議論することは印象に残すためにもよいことである。3億円事件などの未解決事件ほど、より多くの仮説が出るし、多くの本が出版される。『未解決なほど、エピソード記憶になる』と心得よ。

●救命士 On The JOB training への応用

　POTはもともと救命士のOn The JOB trainingのために開発された教育手法である。それではどのような場面でこれを使って訓練できるのか、例を示す。

　とある町のとある救急隊が搬送を終えて署に帰るところである。
(ベテラン)救命士A：今日も大変だったな。
(若手)救命士B：そうですね。
救命士A：今日の症例をまとめたいんだが、B君やってくれないか？
救命士B：メモを読み上げます。50歳、男性。意識障害の傷病者です。顔面蒼白で、チアノーゼあり。半坐位でも外頸静脈が怒張。
救命士A：バイタルは？
救命士B：ショックバイタルでした。
救命士A：ショックの原因はなんだったんだろうね？
救命士B：これは心原性ショックを疑っています。
救命士A：心原性ショックを疑う根拠はなんだと思う？
救命士B：肺野には断続性、低調性のラ音が聞かれました。これから、左心不全を疑ってもいいんじゃないかと思うんです。
救命士A：心電図や心音は聞いたか？
救命士B：はい。心音は正常でした。しかし、心電図は電解質異常があります。有名な高カリウムってやつでしょうか。
救命士A：電解質異常の原因はなんだろうね？
救命士B：腎不全だと思います。
救命士A：俺は輸液はしなかったけど、輸液すべきだったと思うか？
救命士B：この病態はうっ血性心不全だと思いますので、輸液はすべきではないですよ。
救命士A：では処置について今日の反省はないかな？
救命士B：本来なら前負荷を減らすべきでしたから、もっと起坐位がよかったかなと思います。
救命士A：酸素はどう思う？
救命士B：酸素濃度を上げるためにもっとマスクを密着させた方がよかったと思います。

　帰りの車内ではよいPOTができる。もし、診断結果などを後でドクターから聞くことができれば比較してみるのもおもしろい。

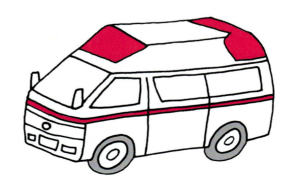

症例 20

Facilitator Training for POT (FTP)

難易度 **B**

■傷病者情報

覚　知	午前8時40分
傷病者	60歳　男性
主　訴	意識障害
通報者	介護施設臨時職員
現　場	○○県○○郡　介護施設

　山間部(標高500m)の介護施設からの救急要請。朝、食事の時間になっても起きて来ないために、臨時職員が部屋(個室)を覗いたとき、布団の上で意識がない傷病者を発見。直ちに救急要請を行った。
　臨時職員は軽度若年性アルツハイマー病(要介護2)以外の傷病者の既往歴、現病歴を知らない。通常使用している薬も見当たらない。
　天候はやや強い雨、室温は20℃前後で、特に寒さや暑さはない。昨晩は特に症状の訴えはなく、夜10時前後には就寝した。途中でトイレに起きた様子はあったらしいが(隣部屋の話)、それ以外に変わったことはなかったとの報告は前日の担当職員から引き継ぎを受けていた。

Q：本症例の疾患は何？

傷病者の外見・身体所見

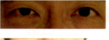

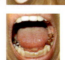
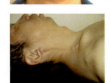

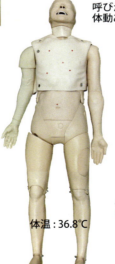

呼びかけ・痛み刺激に体動あり

右上腹部硬い(赤い範囲)
押さえると体動あり

体温：36.8℃

[体位による変動]

	血圧	心拍数	SpO2
仰臥位	80/40	120	96
下肢挙上	100/60	110	96
起坐位	60/30	130	96

心　音：I、II音とも正常
呼吸音：24回/分
　　　　正常・左右差なし

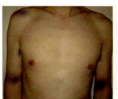
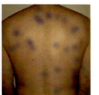

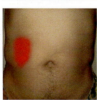
リフィリングタイム：4秒

やや湿潤
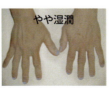

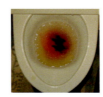

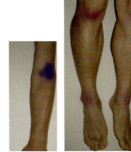
上肢、下肢に神経学的所見はない

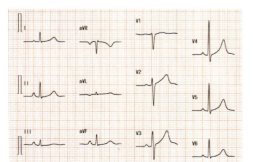
12誘導心電図

鑑別のポイント

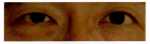
有意な所見はなし

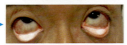
貧血所見

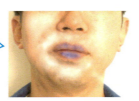
蒼白・口唇チアノーゼ

有意な所見はなし

	血圧	心拍数	SpO2
仰臥位	80/40	120	96
下肢挙上	100/60	110	96
起坐位	60/30	130	96

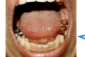
有意な所見はなし
仰臥位なので外頸静脈の怒張はなしと判断

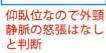
腹膜刺激症状あり

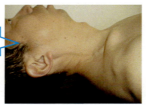
右上腹部硬い(赤い範囲)押さえると体動あり

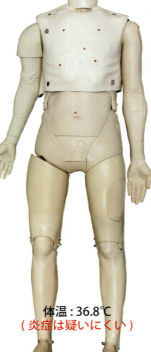
体温：36.8℃
(炎症は疑いにくい)

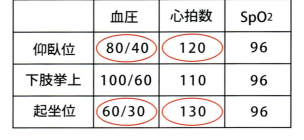
心音：I、II音とも正常
呼吸音：24回/分　正常・左右差なし
呼びかけ・痛み刺激に体動あり
→意識レベル　JCS 100

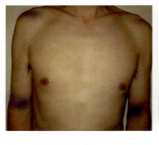
やや湿潤→冷汗

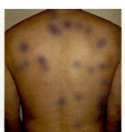
各部の紫斑→内出血・出血傾向

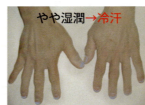

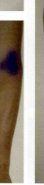
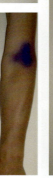
上肢、下肢に神経学的所見はない

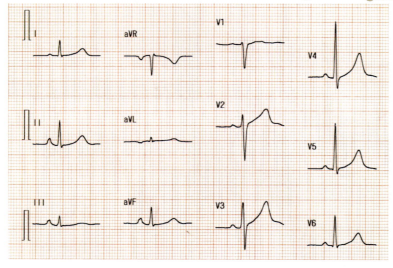
12誘導心電図：正常範囲(やや頻脈)

循環血液量減少性ショックである
腹部臓器(消化器)から出血が伺える
意識障害の原因は不明

リフィリングタイム：4秒

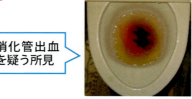
消化管出血を疑う所見

講義の進め方

救命士 A

救命士 B

ファシリテーター (F)：では症例を説明してください。

救命士 A：本症例は循環血液量減少性ショックの傷病者です。観察される所見はチアノーゼ、交感神経が亢進している徴候がみられます。蒼白、呼吸不全、冷汗、虚脱、脈拍不触のいくつかがみられています。

F：なるほど。ほかに根拠はないですか？

救命士 A：ほかは、起坐位では血圧低下がみられ、下肢挙上では逆に血圧が上がっています。

F：なるほど。意識障害の原因は？

救命士 A：そうですね。循環血液量の減少による中枢神経の低酸素でしょうか。

F：なるほど。収縮期血圧が 80mmHg あるのですが、これについては？

救命士 A：はっきりと言えないのですが・・・。確かに経験的には意識低下まではいかないですね。

F：ほかに何か考えられますか？

救命士 A：上肢の動きに問題はないので、運動障害ではないような気がします。

F：では輸液はダメですか？

救命士 A：輸液はすべきだと思います。まず、血圧を上昇させるには下肢挙上が有効でしたから。

F：なるほど。緊急度、重症度については？

救命士 A：両方とも高いと考えられます。

F：この疾患は？

救命士 A：腸管からの出血が疑われます。

F：ありがとうございました。

F：では症例を説明してください。

救命士 B：本症例は消化管出血が原因の循環血液量減少性ショックの傷病者です。観察される所見はチアノーゼ、交感神経が亢進している徴候がみられます。蒼白、呼吸不全、冷汗、虚脱がみられています。

F：なるほど。ほかに根拠はないですか？

救命士 B：全身に出血斑があり、出血傾向があると考えられます。ほかは体位を変換させると起坐位では血圧低下がみられ、下肢挙上では逆に血圧が上がっています。

F：なるほど。意識障害の原因は？

救命士 B：循環血液量の減少による中枢神経の低酸素でしょうか。ただ、血圧が 80 前後もあり、それだけとは言い難いかも知れません。中枢神経系の出血や、肝障害による肝性昏睡、あるいはなんらかが原因の外傷も考えられます。

F：なるほど。ほかに何か考えられますか？

救命士 B：上肢ははっきりとした運動障害ではないような気がします。でも、これを明らかになしと考えるより、経過観察という程度で考えてもいいかと思います。

F：では輸液はすべきですか？

救命士 B：輸液はすべきだと考えられます。しかし、下肢挙上でかなり血圧は維持できています。搬送の時間にもよるとは思います。中枢神経系のくも膜下出血が完全に否定できていれば、輸液をしても問題はないと思います。

F：なるほど。緊急度、重症度については？

救命士 B：両方とも高いと考えられます。

F：この疾患は？

救命士 B：出血性のショックです。多分大腸出血かと。

F：ありがとうございました。

■ 診断

消化管出血による循環血液量減少性ショック
　大項目：消化器疾患
　中項目：消化管出血
　小項目：循環血液量減少性ショック

■ 診断の根拠となる所見

- 眼瞼結膜が蒼白
- ショックバイタル (5P)
- 交感神経刺激症状 (心拍数上昇、末梢循環不全)
- 下肢挙上による血圧上昇、上半身挙上による血圧低下

■ 考察

　現場到着してから、意識の確認、呼吸数、脈拍の確認を行い意識レベルが100であり、ショックバイタルである。眼球結膜が蒼白となっており、これらは血管内からの赤血球成分の漏出(出血)を疑わせる所見である。交感神経刺激症状があり、これらの症状は容量負荷(下肢挙上)で改善するが、逆に上半身を挙上させるとショック状態が増悪する。また、全身に内出血の皮膚所見があり、出血傾向があることが疑われる。腹部に痛みがあり、血便があることから消化管出血による循環血液量減少性ショックが最も疑われる。しかし、意識障害があり、血圧80では説明がつかない部分もある。ほかの可能性も否定できないことも考慮する。

■ 指導のポイント

①循環血液量減少性ショックを見つけられるか
②消化管出血が原因といえるか
③意識障害の原因を述べられるか
の3点である。

　循環血液量減少性ショックを見つけられるかに関しては、眼瞼結膜が蒼白、ショックバイタル(5P)、交感神経刺激症状(心拍数上昇、末梢循環不全)、下肢挙上による血圧上昇、上半身挙上による血圧低下などを列挙すればよい。また、その原因として消化管出血が挙げられるかであるが、これは、血便などから容易に考えられるであろう。
　次に、このバイタルで果たして意識障害が起こるのであろうかと疑問を投げかける。確かに血圧は収縮期で80を超えており、これで意識障害が起こるとは考え難い。そこで、神経学的なものはどうか、低血糖などの代謝疾患はないかなど議論をするように仕向けた方がよい。確定的な答えはないが、数多くの考えが出てきて、議論が活発になることが知識の整理になるのではないかと思われる。より深い議論に誘導するのがファシリテーターの力である。

[出血性ショックとは]

①静脈還流の減少　　③ポンプ機能は正常　　②血圧抵抗が上昇

心拍出量減少

①静脈還流(血液成分)が減少
↓
②交感神経系の亢進→血管抵抗が上昇
　　　　　　　　　→脈拍の上昇
　　　　　　　　　→発汗(皮膚症状)

5P
蒼　白 (pallor)
虚　脱 (prostration)
冷　汗 (perspiration)
脈拍不触 (pulselessness)
呼吸不全 (pulmonary insufficiency)

理学所見観察のポイント ー 外頸静脈の緊張度の見方 ー

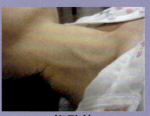
仰臥位

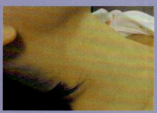
半坐位

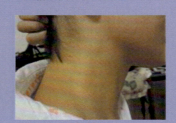
立位置

外頸静脈の緊張度は体位により影響を受ける。観察時には体位を考慮して判断する。半坐位でも怒張がみられる場合などは、閉塞性ショックを疑わせる所見である。

症例 21
Facilitator Training for POT (FTP)

難易度 **B**

■傷病者情報

覚　知	午前7時40分
傷病者	50歳　男性
主　訴	腹痛・高熱・意識もうろう
通報者	本人
現　場	○○県○○市

　市内アパートからの救急要請。50歳の独身男性からの連絡。職業は一人親方の建築業。話はできるがかなりきつそうである。前日から少しお腹の調子がよくなかったが、今日になって上腹部(左側)が痛むので、救急要請。以前から、食後に痛むことがあった。特に、医療機関にはかかっていない。最近、呂律が回らなくなることはあったが、気にしていないうちに治っていたらしい。現在は受け答えは普通である。

Q：本症例の疾患は何？

傷病者の外見・身体所見

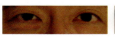 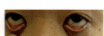 対光反射：正常

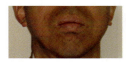 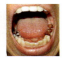

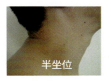 半坐位

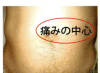 左上腹部硬い(赤い範囲) 押さえると体動あり　痛みの中心

[体位による変動]

	血圧	心拍数	SpO2
仰臥位	80/60	140	96
下肢挙上	80/60	140	96
起坐位	80/60	140	96

発汗あり
痛みの中心

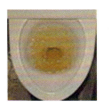
やや熱い
小刻みなふるえあり

心　音：I、II音とも正常
　　　　脈は不整
呼吸音：24回/分
　　　　肺野全体に断続性、低調性ラ音

呼びかけに反応あり、苦しい、寒がっている

体温：38.0℃

リフィリングタイム：3秒

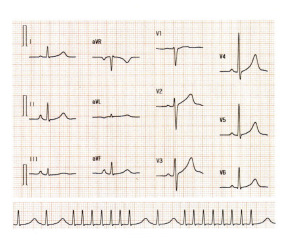
12誘導心電図

鑑別のポイント

前日から少しお腹の調子がよくなかったが、今日になって上腹部(左側)が痛むので、救急要請。以前から、食後に痛むことがあった。特に、医療機関にはかかっていない。最近、呂律が回らなくなることはあったが、気にしていないうちに治っていたらしい。現在は受け答えは普通である。

	血圧	心拍数	SpO2
仰臥位	80/60	140	96
下肢挙上	80/60	140	96
起坐位	80/60	140	96

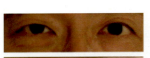
対光反射：正常

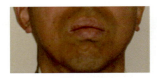

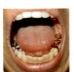

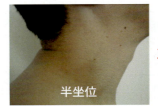
正常
半坐位

心音：I、II音とも正常　脈は不整
呼吸音：24回/分
肺野全体に断続性、低調性ラ音

呼びかけに反応あり、苦しい、寒がっている

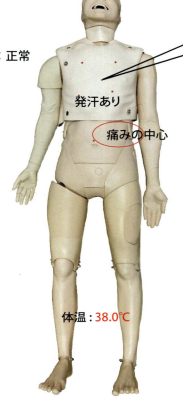
発汗あり
痛みの中心
体温：38.0℃

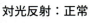
痛みの中心
左上腹部硬い（赤い範囲）
押さえると体動あり

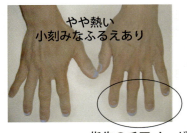
やや熱い
小刻みなふるえあり
指先のチアノーゼ

リフィリングタイム：3秒

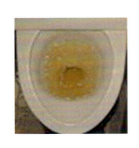

12誘導心電図：正常

講義の進め方

救命士A

(ホワイトボード内容)
覚7:40 50才男 腹痛、高熱、いしきもうろう
本人119 会話可能 腹痛 昨日〜少し
主訴：左上腹痛（前から食後に痛むことあり）呂律？
JCS 2ケタ RR 24, PR 132, BP 80/60
SPO2 96%, BT 38.0度
脈 不整
ECG：Af 左呼吸音 減
眼瞼浮腫？ リフィリング 3秒
冷汗、ふるえ（初背）、やや熱い
グル音(-) 腹壁緊張(-)
ウォームショック

救命士B

(ホワイトボード内容)
50才 男 腹痛 高熱 意識レベル
左上腹部
以前食後、一時的構音障害
腹痛があった TIA？
意識 I   BT 38℃
振戦(+)   SPO2 96
グル音消失 BP 80/60
発汗(+)   RR 24
          HR 140
ECG AF
コース クラックル(+) 敗血症性ショック
心音 収縮期雑音

救命士A

F：では症例を説明してください。

救命士A：本症例は消化管出血の傷病者です。ショックを起こしています。観察される所見はチアノーゼ→指先の循環不全、交感神経の亢進、呼吸不全、冷汗、虚脱がみられます。

F：なるほど。ほかに根拠はないですか？

救命士A：左上腹部に圧痛があります。

F：なるほど。意識障害の原因は？

救命士A：ショックによるものではないかと考えています。

F：体温が高いですね。

救命士A：炎症があると思います。

F：炎症はなんですか？

救命士A：わかりません。

F：上腹部の痛みは？

救命士A：多分、何か左上腹部に所見があるんだと思います。

F：原因はよくわからないんですね。

救命士A：そうです。

F：この症例の疾患は？

救命士A：腸炎でしょうか。

救命士B

F：では症例を説明してください。

救命士B：本症例は消化管が原因のショックの傷病者です。観察される所見は指先の循環不全、交感神経が亢進している徴候がみられます。呼吸不全、冷汗、虚脱がみられます。最近、呂律が回らなくなることはあったが、気にしていないうちに治っていたらしいことから、なんらかの中枢神経障害、一過性脳虚血発作(TIA)らしきものがあったのではないかと考えます。

F：なるほど。ほかに根拠はないですか？

救命士B：左上腹部に痛みがあります。

F：なるほど。原因は？

救命士B：食後に痛むことがあったので、やはり腸管に虚血の所見があったのではないかと考えます。何か全身の血管が詰まりやすくなっているのではないかと考えられます。

F：ショックの原因は何が考えられますか？

救命士B：ショックは末梢が温かいことから、敗血症性のショックが考えられます。

F：なるほど。緊急度、重症度については？

救命士B：両方とも高いと考えられます。

F：輸液はすべきですか？

救命士B：輸液はすべきだと考えます。しかし、下肢挙上で血圧は変動がありません。搬送の時間にもよるとは思います。中枢神経系のくも膜下出血が完全に否定できていれば、輸液をしても問題はないと思います。

F：この症例の疾患は？

救命士B：腸管膜動脈の血栓症を疑っています。

診断

大項目：消化器疾患
中項目：消化管　敗血症性ショック
小項目：急性腸間膜虚血

診断の根拠となる所見

腹痛、温かく湿った皮膚、振戦、頻脈（脈圧の上昇）、心房細動、動悸、腸管アンギナの既往

考察

静脈または動脈側の腸間膜血流が阻害されることがある。
50歳以上の患者は最もリスクが高く、次のような閉塞の種類と危険因子を有する。

(1) 動脈塞栓症 (50%)：危険因子；冠動脈疾患、心不全、心臓弁膜症、心房細動、動脈塞栓の既往
(2) 動脈血栓症 (10%)：危険因子；全身性粥状動脈硬化症
(3) 静脈血栓症 (10%)：危険因子；凝固亢進状態、炎症性疾患（例：膵炎、憩室炎）、外傷、心不全、腎不全、門脈圧亢進、潜函病
(4) 非閉塞性虚血 (25%)：危険因子；血流の少ない状態（心不全、ショック、心肺バイパス）および内臓血管収縮（血管収縮薬、コカイン）

腸間膜虚血の早期の特徴は重度の疼痛であるが、身体所見に乏しい。腹部は依然として軟らかく、圧痛はほとんどないか、まったくない。軽度の頻脈を認めることがある。その後、壊死が起こるとともに、著明な腹部圧痛、筋性防御、筋硬直、腸雑音消失など、腹膜炎の徴候が現れる。便は潜血陽性となることがある（虚血の進行とともに可能性が高まる）。ショックの通常の徴候が発現し重症化する。
突然の疼痛発現は動脈塞栓症を示唆するが、同疾患の診断とはならず、一方、徐々に発現する疼痛は静脈性血栓症に特有である。
食後腹部不快感（腸管アンギナを示唆する）の既往を有する患者では動脈血栓症が認められることがある。

消化管の虚血から敗血症までの経過

虚血
↓
粘膜バリアに傷害
↓
細菌、毒素、血管動作性メディエーターが放出
（完全梗塞に至る前でも起こりうる）
↓
心筋抑制、全身性炎症反応症候群、敗血症性ショック、多臓器不全

参考文献　1）Mark H.Beers,ほか(著),福島雅典(総監修)：メルクマニュアル18版 日本語版.日経BP社,東京,2006．
2）古屋隆俊,ほか：腹部大動脈瘤手術に下腸間膜動脈再建は必要か.日本血管外科学会誌10(1):1-7,2001.

指導のポイント

①敗血症性ショックを理解する。
②原因として上腸間膜虚血を挙げる。
③輸液の必要性を議論する。

所見から敗血症性ショックの判断は可能であろう。
早期の特徴は重度の疼痛であるが、身体所見に乏しいところなどを議論していく。敗血症性ショックでは輸液は行ってもよいが、血管透過性の亢進から肺水腫などを増悪させることもある。ここを自由に議論していくことをファシリテートする。

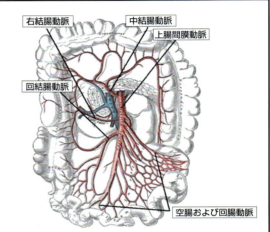

- 腸粘膜は代謝率が高く、それに応じて多くの血液を必要とするため（心拍出量の20〜25%の供給を受ける）、血流低下の影響を受けやすい。
- 3本の主要血管が腹部臓器に血液を供給している→腹腔動脈、上腸間膜動脈 (SMA)、下腸間膜動脈 (IMA)。
- SMA→遠位十二指腸、空腸、回腸、脾彎曲部までの結腸に供給。
- IMA→下行結腸、S状結腸、直腸に供給。
- 胃、十二指腸、直腸には側副血管が豊富に存在するため、これらの部位で虚血が起こることは稀。
- 脾彎曲部はSMAとIMAの間の分水界で、特に虚血のリスクがある（左上腹部）。
- 壊死は症状発現後10〜12時間で起こりうる。

腹部所見の取り方の流れ

腹部の診察をする旨を告げ、了承を得る。

視診
↓
聴診
↓
打診
↓
触診

- 触診に際しては、傷病者にリラックスしてもらい、腹壁の緊張を取り除く。
- 病歴確認など、傷病者に話しかけ、傷病者の注意が腹部に集中しないようにする。

症例 22
Facilitator Training for POT (FTP)

難易度 **B**

■傷病者情報

覚　知	午後0時40分
傷病者	40歳　男性
主　訴	意識障害
通報者	友人
現　場	○○県○○郡

傷病者は40歳、男性。アルコール中毒で何度も搬送の履歴あり。部屋の中は日本酒の空き瓶で散乱。1週間前から食欲不振があり、持続的で激しい上腹部痛が2日前から継続していた。今日は何時間も継続するムカムカ感と嘔気・嘔吐、背部痛、発熱・悪寒などがみられていたという。友人が救急要請した。到着時には、膝を抱くように身体を丸くして寝ていた。

Q：本症例の疾患は何？

傷病者の外見・身体所見

対光反射：正常

顔面・皮膚は蒼白

仰臥位→半坐位では外頸静脈は確認できない

呼びかけに反応するがすぐ眠ってしまう
全体的に熱感あり
心　音：I、II音とも正常
呼吸音：20回/分　正常
上肢・下肢：感覚・運動は問題なし
体温：37.8℃

[体位による変動]

	血圧	心拍数	SpO2
仰臥位	80/40	120	93
下肢挙上	86/45	130	93
起坐位	74/40	110	94

腹部：じっとしていても痛む。上腹部全体に圧痛あり。グル音はしない

やや湿潤　冷汗あり

リフィリングタイム：3秒

温かく、湿っている

尿は出ていない

12誘導心電図

鑑別のポイント

傷病者は40歳、男性。アルコール中毒で何度も搬送の履歴あり。部屋の中は日本酒の空き瓶で散乱。1週間前から食欲不振があり、持続的で激しい上腹部痛が2日前から継続していた。今日は何時間も継続するムカムカ感と嘔気・嘔吐、背部痛、発熱・悪寒などがみられていたという。友人が救急要請した。到着時には、膝を抱くように身体を丸くして寝ていた。

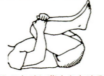
痛みのために背中を丸める

	血圧	心拍数	SpO2
仰臥位	80/40	120	93
下肢挙上	86/45	130	93
起坐位	74/40	110	94

ショックバイタル (敗血症性ショック)

対光反射：正常
中枢神経疾患を疑わせる所見はなし

貧血はなし
黄疸もなし

顔面・皮膚は蒼白

仰臥位→半坐位では外頸静脈は確認できない
循環血液量は正常、右心不全はなし

心音：I、II音とも正常
呼吸音：20回/分 正常

呼びかけに反応するがすぐ眠ってしまう

全体的に熱感あり

上肢・下肢：感覚・運動は問題なし

体温：37.8℃

内出血を疑わせる所見 (カレン徴候)

腹部：じっとしていても痛む。上腹部全体に圧痛あり (腹膜刺激症状)。グル音はしない (麻痺性イレウス)

内出血を疑わせる所見 (グレイ-ターナー徴候)

リフィリングタイム：3秒

やや湿潤　冷汗あり

温かく、湿っている

尿は出ていない
消化管出血を疑わせる所見

12誘導心電図：正常

講義の進め方

ホワイトボード（救命士A）:
- 急性膵炎
- アルコールの多飲酒歴
- 数日前から消化器症状（腹痛、食欲不振）
- 意識障害
- 原因→汎発性腹膜炎
- 皮膚所見→カレン徴候、グレイ-ターナー徴候
- 腸管の音は減少→イレウス
- ショック
- 血便→消化管出血
- 肺野では断続性、低調性のラ音

ホワイトボード（救命士B）:
- 意識障害：原因は急性膵炎によるショック
- アルコールの多飲酒歴
- 数日前から消化器症状（腹痛、食欲不振）
- 腹部は硬く腹膜刺激症状
- カレン徴候、グレイ-ターナー徴候
- 腸管の音は減少し、麻痺性イレウス
- ショックと思います。末梢が温かく、末梢血管が拡張しているので、敗血症性ショック
- 血便、消化管出血
- 敗血症性ショック＋循環血液量性ショック

 救命士A　　　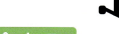 救命士B

F：この症例の病態を説明してください。

救命士A：アルコールの多飲酒歴があります。数日前から消化器症状(腹痛、食欲不振)があり、意識障害が起こっています。原因としては汎発性腹膜炎が原因と考えられます。皮膚所見ではカレン徴候、グレイ-ターナー徴候がみられますから、急性膵炎だと思います。

F：腹部所見はどうですか？

救命士A：腸管の音は減少していることから、イレウスを起こしているんじゃないかと思います。

F：バイタルはどうですか？

救命士A：ショックと思います。血便がみられますから、多分、消化管出血が起こっているんだと思います。

F：ほかの所見はないですか？

救命士A：肺野では断続性、低調性のラ音が聞かれます。多分、肺に水が溜まっているのだと思います。

F：それは心不全が原因ですか？

救命士A：頸静脈が怒張している様子はないので、右心不全は考えにくいです。多分、肺胞膜の水分の透過性が亢進して浮腫が形成されているんじゃないかと思います。

F：ショックは循環血液量減少性ショックですか？

救命士A：末梢は温かいので、敗血症性ショックだと思います。

F：輸液は行いますか？

救命士A：はい。したいと思います。

F：この症例の病態を説明してください。

救命士B：意識障害で原因は急性膵炎によるショックがあると思います。アルコールの多飲酒歴があります。数日前から消化器症状(腹痛、食欲不振)があり、腹部は硬く腹膜刺激症状があります。カレン徴候、グレイ-ターナー徴候がみられますから、急性膵炎だと思います。

F：腹部所見はどうですか？

救命士B：麻痺性イレウスを起こしています。

F：バイタルはどうですか？

救命士B：ショックと思います。末梢が温かく、末梢血管が拡張しているので、敗血症性ショックが考えられます。

F：ほかの所見はないですか？

救命士B：肺野では断続性、低調性のラ音が聞かれます。肺に水が溜まっている所見だと思います。血便がみられますから、消化管出血が起こっているんだと思います。

F：心不全はありますか？

救命士B：ないと考えます。頸静脈は怒張している様子はないので、右心不全は考えにくいです。肺のラ音は肺胞膜の水分の透過性が亢進して浮腫が形成されているんじゃないかと思います。急性呼吸促迫症候群(ARDS)になりかけています。パルスオキシメーターの値と一致しています。

F：循環血液量減少性ショックですか？

救命士B：末梢は温かいので、敗血症性ショックと考えてよいと思います。しかし、血便など出血の所見もあり、循環血液量の減少も合わさっていると考えられます。

F：輸液は行いますか？

救命士B：下肢を挙上しても、あまり血圧は上昇していないのですが、下肢を挙上して搬送したいです。搬送の時間がどれくらいかかるかにもよりますが、輸液はとりあえず控えたいと思います。

診断

大項目：消化器疾患
中項目：急性膵炎
小項目：敗血症性ショック

診断の根拠となる所見

・消化器症状（腹痛、食欲不振、汎発性腹膜炎、血便）
・ショック
・意識障害
・皮膚所見（カレン徴候、グレイ-ターナー徴候）
・肺野に断続性、低調性のラ音

考察

　アルコールの多飲酒歴がある。数日前から消化器症状（腹痛、食欲不振）があり、今日になりショック、意識障害、汎発性腹膜炎、血便がみられる。皮膚所見ではカレン徴候などがみられる。これらより、急性膵炎による敗血症性ショックが疑われる。肺野に断続性、低調性のラ音があることから、肺胞の細胞膜の透過性が亢進しており、炎症性の肺障害が進行している。
　急性膵炎とは、膵臓の内部および周囲に急性病変を生じた病態である。致命的経過をとることがある重症例を除き、一般的には可逆性であり、臨床的回復後約6ヵ月経過すると、膵臓は機能的・形態的にほぼ旧に復する。
　現在、急性膵炎は増加傾向であり、男女比は2：1。男性は50歳代が最も多く、平均年齢は56.6歳であり、女性は70歳代に最も多く、平均年齢は64.69歳。
　重症急性膵炎は、男性は70歳代、女性は80歳代が最も多く、急性膵炎全体の発症年齢より高齢である。
　急性膵炎の最も多い成因はアルコールである。以下、胆石性、特発性の順。成因には男女差がみられ、最も多い成因は、男性ではアルコール、女性では胆石が多いとされる（女性はアルコールは少ない）。
　初発症状として腹痛が主である（無痛性急性膵炎もある）。腹痛の程度と膵炎の重症度とは相関しない。
　嘔気・嘔吐、腸管麻痺が加わると腹部膨隆や鼓腸が観察され、イレウス症状を呈する。
　重症例で後腹膜腔や腹腔内へ出血すると、紫斑が左側腹部を中心に側背部（グレイ-ターナー徴候）や臍周囲（カレン徴候）の皮膚に認められることがある。
　他覚所見の特徴は腹痛があるにもかかわらず、ショックなどを伴い全身状態が不良なわりに腹部所見が乏しく、筋性防御などの腹膜刺激症状も上腹部に限局することが多い。
　重症急性膵炎では血管透過性が亢進して体液がthird spaceへ移行し、有効循環血漿量が減少してしばしばショック徴候が認められる。このショックは循環血液量減少性ショックである。
　消化管出血、腹腔内出血などの出血傾向を呈し、播種性血管内凝固症候群（DIC）へと移行する。さらに、膵臓から逸脱したホスホリパーゼA_2により肺胞毛細血管が傷害され、急性呼吸促迫症候群（ARDS）や呼吸不全が生じる。
　急性膵炎は本来無菌的に発症することから、白血球増多を伴う38℃以上の発熱を認めた場合には、壊死組織に感染が合併した可能性を考える。壊死部に感染が成立すると感染性膵壊死となり、敗血症を惹起している。先に挙げた循環血液量減少性ショックと重なりショックは重篤化する。

指導のポイント

　本症例は、観察する所見から急性膵炎であることは簡単に鑑別できる。
　指導のポイントは、
①急性膵炎の多角的な所見を覚えているか
②どのタイプのショックであるか
を鑑別する。
　まず質問すべきはどれだけ所見を挙げられるか[アルコールの多飲酒歴、数日前から消化器症状（腹痛、食欲不振）、ショック、意識障害、汎発性腹膜炎、血便]。皮膚所見ではカレン徴候（Cullen徴候）、グレイ-ターナー徴候（Grey-Turner徴候）。
　次に、カレン徴候とは何か、グレイ-ターナー徴候とは何かを確認する（皮膚症状として暗赤色の皮下出血斑が出現するもの。膵臓周囲に滲出した血性滲出液が皮下に移動することによるもので、左側腹部のものをグレイ-ターナー徴候と呼び、臍周囲のものをカレン徴候と呼ぶ）。
　次にショックバイタルであることを議論する。四肢末梢が温かいことより、敗血症ショックであると答える救命士と血便や内出血の所見から循環血液量減少性ショックと答える救命士もいるであろう。
　肺野に断続性、低調性のラ音があることから、肺胞の細胞膜の透過性が亢進しており、敗血症ショックが進行していることが答えられるかどうかも質問するべきである。
　本症例の場合は厳密に2つのショックを鑑別する必要はない。両者が同時に発生していると考えられる。よって、静脈路確保により輸液を行うことも検討課題である。このときはなぜ輸液が必要なのかを確認する。下肢を挙上すれば血圧が若干上昇することを根拠にするか、肺野の断続性のラ音から、肺野では既にエンドトキシンによる肺障害が始まっていると考えて、輸液を躊躇する場合もある。どちらでも根拠をしっかりと述べられるように誘導するべきである。

■急性膵炎の診断基準（厚生労働省難治性膵疾患に関する調査研究班2008年）

1．上腹部に急性腹痛発作と圧痛がある。
2．血中または尿中に膵酵素の上昇がある。
3．超音波、CTまたはMRIで膵臓に急性膵炎を伴う異常所見がある。
　上記3項目中2項目以上を満たし、ほかの膵疾患および急性腹症を除外したものを急性膵炎と診断する。但し、慢性膵炎の急性発症は急性膵炎に含める。膵酵素は膵特異性の高いもの（膵アミラーゼ、リパーゼなど）を測定することが望ましい。

（参考文献　急性膵炎診療ガイドライン2010改訂出版委員会(編)：急性膵炎診療ガイドライン2010．第3版，金原出版，東京，2009）

症例 23

Facilitator Training for POT (FTP)

難易度 A

■傷病者情報

覚知	午後0時40分
傷病者	20歳 男性
主訴	意識障害
通報者	家族
現場	○○県○○郡

傷病者は20歳、男性。2日前から急に喉の渇きを自覚したため水分を多めに摂っていた。この頃から尿の回数も多くなった。前日の夜から気分が悪くなり食事も摂れず一晩様子をみていたが、当日朝になって倦怠感、腹部の痛み、嘔気、嘔吐を繰り返し、起き上がれずに意識がもうろうとしているため家族が救急車を依頼した。既往歴は特になし。こんなことは初めてらしい。

Q：本症例の疾患は何？

傷病者の外見・身体所見

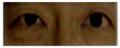
対光反射：正常

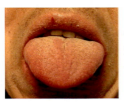
マニキュアを落とすときに使用する除光液のような匂い

呼びかけに反応するがすぐ眠ってしまう
左右上肢：麻痺なし
腹部は特に硬いところはなし
グル音は正常

[体位による変動]

	血圧	心拍数	SpO2
仰臥位	80/40	120	98
下肢挙上	86/45	130	98
起坐位	74/40	110	98

呼吸音：10回/分　正常
大きい呼吸
心音：正常

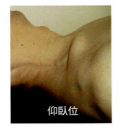
仰臥位

下肢：麻痺なし
体温：37.1℃

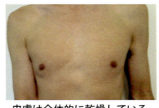
皮膚は全体的に乾燥している

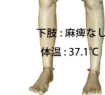
リフィリングタイム：2秒

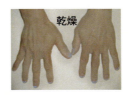
乾燥

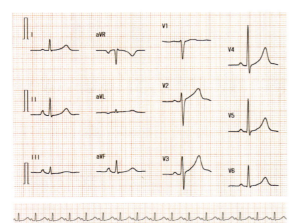
12誘導心電図

鑑別のポイント

傷病者は20歳、男性。2日前から急に喉の渇きを自覚したため水分を多めに摂っていた。この頃から尿の回数も多くなった。前日の夜から気分が悪くなり食事も摂れず一晩様子をみていたが、当日朝になって倦怠感、腹部の痛み、嘔気、嘔吐を繰り返し、起き上がれずに意識がもうろうとしているため家族が救急車を依頼した。既往歴は特になし。こんなことは初めてらしい。

	血圧	心拍数	SpO2
仰臥位	80/40	120	98
下肢挙上	86/45	130	98
起坐位	74/40	110	98

高度脱水を示唆

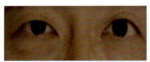
対光反射：正常

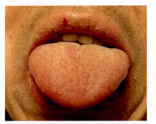
口腔内は異常に乾燥、マニキュアを落とすときに使用する除光液のような匂いがする

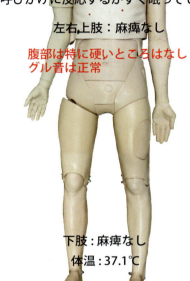
呼びかけに反応するがすぐ眠ってしまう
左右上肢：麻痺なし
腹部は特に硬いところはなし
グル音は正常
下肢：麻痺なし
体温：37.1℃

呼吸音：10回/分　正常
　　　　大きい呼吸 (Kussmaul 呼吸)
心　音：正常

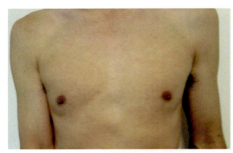
皮膚は全体的に乾燥している

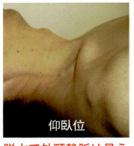
仰臥位
脱水で外頸静脈は見えない。高度脱水を示唆

乾燥

リフィリングタイム：2秒
脱水があるがショックまではなっていない

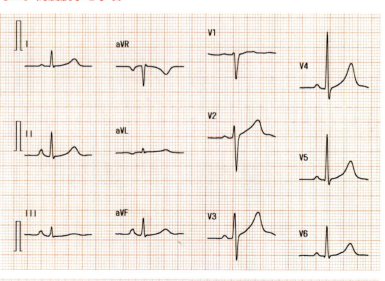

講義の進め方

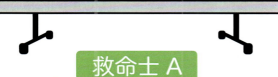

救命士 A

F：この症例の病態を説明してください。

救命士 A：甘い匂いの Kussmaul 呼吸があり、糖尿病性ケトアシドーシスが最も考えられます。

F：腹部所見はどうですか？

救命士 A：特に問題はありません。

F：バイタルはどうですか？

救命士 A：ショックと思います。循環血液量が減少していると思います。

F：ほかの所見はないですか？

救命士 A：これといって所見はありません。

F：では、甘い匂いだけで決めたということですか？

救命士 A：基本的にはそうです。あとは特徴的な大きな二呼吸パターンです。

F：ショックは循環血液量減少性ショックですか？

救命士 A：皮膚が乾燥しているので、高度脱水によるショックと考えてよいと思います。

F：血糖測定は行いますか？

救命士 A：はい、したいと思います。

F：どんな値が出ると思いますか？

救命士 A：高い値だと思います。

救命士 B

F：この症例の病態を説明してください。

救命士 B：激しい口渇、多飲、多尿、体重減少、甚だしい全身倦怠感、胃腸症状（悪心、嘔吐、腹痛）、甘い匂いの Kussmaul 呼吸があり、糖尿病性ケトアシドーシスが最も考えられます。

F：腹部所見はどうですか？

救命士 B：特に問題はありません。

F：バイタルはどうですか？

救命士 B：ショックまでには至っていないと思います。しかし全身の皮膚が乾燥しており高度な脱水があると考えられます。

F：ほかに所見はないですか？

救命士 B：特には認められません。

F：輸液の必要はありますか？

救命士 B：高度な脱水が認められますから、やる意味はあると思います。頸静脈は怒張している様子はないので、かなり循環血液量は減少していると考えられます。

F：循環血液量減少性ショックですか？

救命士 B：そのように考えて問題はないと思います。

F：体位管理は？

救命士 B：下肢を挙上しても、あまり血圧は上昇していないのですが、下肢を挙上して搬送したいです。

■ 診断

大項目：意識障害
中項目：糖尿病
小項目：糖尿病性ケトアシドーシス

■ 診断の根拠となる所見

激しい口渇、多飲、多尿、体重減少、甚だしい全身倦怠感、胃腸症状(悪心、嘔吐、腹痛)、Kussmaul呼吸

■ 考察

1〜2日の経過で、急激に口渇感、多飲、多尿、倦怠感が出現して、脱水、意識障害、体重減少をきたす。腹痛、嘔吐を伴い、急性腹症と勘違いされることもある。

アシドーシスを補正するために過呼吸(Kussmaul呼吸)がみられて、呼気の除光液のようなアセトン臭、口腔粘膜の乾燥、低血圧、頻脈を認める。血糖測定では250mg/dL以上を示す。

ケトアシドーシス性昏睡はインスリンの欠乏が原因であり、主に1型糖尿病患者で急にインスリンを中止したり、感染症などを契機としてインスリンの作用が欠如して高血糖となり昏睡が起こる。初発症状でもみられる。但し、ケトアシドーシス性昏睡は2型糖尿病と診断されている患者でも起こることがある(約20〜30%を占める)。

(参考文献　日本糖尿病学会：科学的根拠に基づく糖尿病治療ガイドライン．2013による)

■ 指導のポイント

本症例は1〜2日の経過で、急激に口渇感、多飲、多尿、倦怠感が出現して、脱水、意識障害、体重減少をきたした症例を糖尿病性ケトアシドーシスと考えられるかということである。

呼気のアセトン臭から、それを連想するのは容易かも知れない。しかし、現場では甘い匂いといってもアセトン臭だとはすぐには思いあたらないかも知れないので、実際に除光液やアセトンなどの匂いを嗅いでもらうこともよい体験になる。

低血糖との鑑別が問題となることがあるので、脳血管障害が否定的なら血糖測定を行うべきである。

時に急性腹症として搬送される事例があることも講義する。よって、質問には腹部所見がどうなっているのかを質問する。グル音なども聴取の必要性がある。

高度の脱水があることを観察できているかも質問する。脱水を示唆する所見はどこなのかを聞き出す。外頸静脈や皮膚の乾燥の具合なども参考になる。また体位交換では血圧が上昇していないが、体位管理はどうすればよいのかも議論が必要である。

輸液については、脱水(循環血液量減少性ショック)であるし循環血液量は減少しているので、行っても問題はない。しかし、行うにはそれを行った根拠がいるので、しっかりと説明は求める。院内ではインスリンを投与しながら、低張液(5%ブドウ糖と生理食塩液を半分ずつにする)を用いることが多いことなどを講義する。

糖尿病性ケトアシドーシスと非ケトン性高浸透圧性昏睡は鑑別できるのか？

臨床症状だけで両者を鑑別するのは難しいといわれる。

ケトアシドーシス性昏睡の患者ではケトン(アセトン)臭と呼ばれる独特の臭気がすることが多い。

また、非ケトン性高浸透圧性昏睡では時に片麻痺、錐体路徴候、共同偏視、Jackson型痙攣など神経症状を伴う場合があり、脳血管障害と紛らわしいことがある。

さらにどちらも昏睡を起こす前に嘔気、嘔吐などの消化器症状がみられることがあるので注意を要する。

ケトアシドーシス性昏睡と非ケトン性高浸透圧性昏睡の比較

	ケトアシドーシス性昏睡	非ケトン性高浸透圧性昏睡
糖尿病の病態	インスリン依存状態	インスリン非依存状態。それまでは糖尿病と診断されていないこともある
発症前の既往・誘因	インスリン注射の中止または減量、インスリン抵抗性の増大、感染、心身ストレス	薬剤(降圧利尿薬、グルココルチコイド、免疫抑制薬)、高カロリー輸液、脱水、急性感染症、火傷、肝障害、腎障害
発症年齢	若年者(30歳以下)が多い	高齢者(60歳以上)が多い
前駆症状	激しい口渇、多飲、多尿、体重減少、甚だしい全身倦怠感、胃腸症状(悪心、嘔吐、腹痛)	明確かつ特異的なものに乏しい、倦怠感、頭痛、胃腸症状
理学的所見	脱水(+++)、発汗(−)、アセトン臭、呼吸刺激、Kussmaul呼吸、血圧低下、脈拍頻かつ浅、神経学的所見に乏しい	脱水(+++)、アセトン臭(−)、呼吸障害、刺激(−)、循環虚脱(++)、神経学的所見に富む(痙攣、振戦)
鑑別を要する疾患	脳血管障害、低血糖、代謝性アシドーシス、急性胃腸障害、肝膵疾患、急性呼吸障害	脳血管障害、低血糖、痙攣を伴う疾患

(参考文献　日本糖尿病学会：科学的根拠に基づく糖尿病治療ガイドライン．2013による)

症例 24

Facilitator Training for POT (FTP)

難易度 B

■傷病者情報

覚 知	午後0時40分
傷病者	75歳 男性
主 訴	意識障害
通報者	老人ホーム職員
現 場	○○県○○郡

75歳の男性。老人ホーム入所中。当日朝から意識がもうろうとして、施設職員がおかしいと思って救急搬送を要請。職員によると3日前から風邪気味で身体のだるさを訴え、元気がなかった。食欲も落ちていたが、お茶はよく飲んでいたという。既往歴は特になし。こんなことは初めてらしい。搬送途中に痙攣あり。

Q：本症例の疾患は何？

傷病者の外見・身体所見

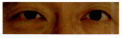
対光反射：正常

口腔内は異常に乾燥

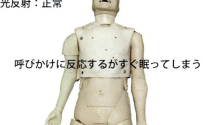
呼びかけに反応するがすぐ眠ってしまう

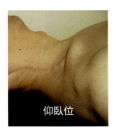
仰臥位

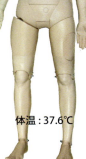
体温：37.6℃

[体位による変動]

	血圧	心拍数	SpO2
仰臥位	90/70	130	98
下肢挙上	96/70	130	98
起坐位	80/60	110	98

心　音：I、II音とも正常
呼吸音：20回/分　正常
皮膚は全体的に乾燥している
神経所見：右手は自発的には動かない
搬送途中で痙攣があった

リフィリングタイム：2秒

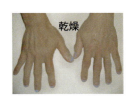
乾燥

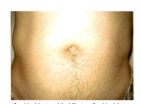
全体的に乾燥、全体的に軟らかい。押さえても痛いところはない

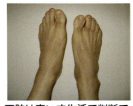
下肢は車いす生活で判断できない

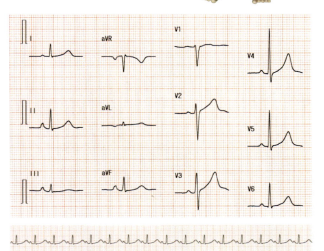
12誘導心電図

鑑別のポイント

75歳の男性。老人ホーム入所中。当日朝から意識がもうろうとして、施設職員がおかしいと思って救急搬送を要請。職員によると3日前から風邪気味で身体のだるさを訴え、元気がなかった。食欲も落ちていたが、お茶はよく飲んでいたという。既往歴は特になし。こんなことは初めてらしい。搬送途中に痙攣あり。

	血圧	心拍数	SpO2
仰臥位	90/70	130	98
下肢挙上	96/70	130	98
起坐位	80/60	110	98

循環血液量の減少を示唆する所見

対光反射：正常

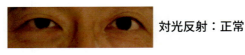

呼びかけに反応するがすぐ眠ってしまう

意識レベルの低下
中枢神経系には問題はあるかも知れない

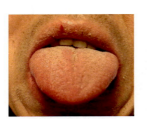

口腔内は異常に乾燥

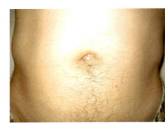

全体的に乾燥、全体的に軟らかい。押さえても痛いところはない

心　音：I、II音とも正常
呼吸音：20回/分　正常
皮膚は全体的に乾燥している
神経所見：右手は自発的には動かない
搬送途中で痙攣があった

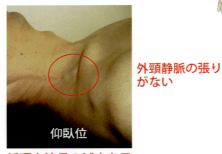

仰臥位

循環血液量の減少を示唆する所見

体温：37.6℃

リフィリングタイム：2秒

乾燥

下肢は車いす生活で判断できない

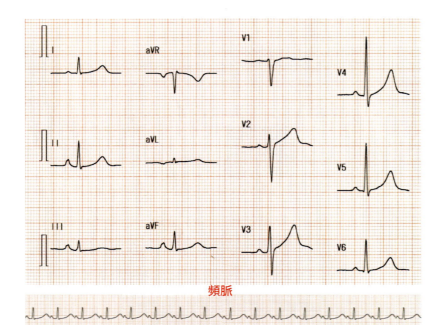

頻脈

12誘導心電図

講義の進め方

救命士 A

```
75-男    12:40 覚知
         施設入居中で当日から意識状態が
         おかしいと救急要請
JCS : 10      ・傾眠けいこう
HR : 93       ・口腔内乾燥している
RR : 22       ・手も乾燥
BP : 105/66   ・3日前からかぜ気味で
SpO2 : 97%     食欲が落ちていた
体温 : 37.6    お茶は飲んでいた
既往なし      ・搬送中にケイレンあり

高浸透圧高血糖性昏睡
```

F：この症例の病態を説明してください。

救命士A：75歳の男性。意識もうろうの傷病者です。3日前から風邪気味で身体のだるさ、食欲低下がみられています。搬送途中に痙攣がありました。

F：バイタルは？

救命士A：若干血圧が低いように感じますが、ショックではないと思います。

F：全身が乾燥してますね？

救命士A：そうです。多分、なんらかの原因で脱水になっているのではないかと思います。

F：原因はなんですか？

救命士A：多分、尿が多かったり、多飲がみられることから高血糖などが考えられます。

F：しかし、糖尿病の既往はないですよ。

救命士A：確かにありませんが、口腔内の乾燥など高血糖に矛盾しないと思います。

F：痙攣は？中枢神経系の疾患が疑われますか？

救命士A：痙攣は高血糖でもみられます。瞳孔の所見からは中枢神経系の疾患は考えにくいかと思います。

F：輸液はしますか？

救命士A：確かに脱水があるので輸液をすることも考慮すべきです。しかし、この脱水は高浸透圧性の脱水である可能性が高いので、乳酸リンゲルでいいのかどうか？？です。

F：これは高血糖ということですね。

救命士A：そうです。高浸透圧高血糖性昏睡でよいと思います。

救命士 B

```
12:40        ホーム入所中
75 男        意識障害、けいれん
             (今朝から) 右上肢マヒ
既往なし     脱水s/o

Lv Ⅱ-10  E:3 V:1 M:6
RR 24     SpO2 97%
PR 90     ECG NSR
BP 111/69
KT 37.6℃

3日前へ倦怠 (感冒様)
口腔乾燥
```

F：この症例の病態を説明してください。

救命士B：75歳の男性。当日朝から意識がもうろうとして、施設職員がおかしいと思って救急搬送を要請しています。3日前から風邪気味で身体のだるさを訴え、食欲も落ちていましたが、お茶はよく飲んでいたということです。搬送途中に痙攣があったことより、低ナトリウム(Na)性脱水が考えられます。

F：脱水ですね。

救命士B：そうです。皮膚の乾燥などがそれを示しています。

F：痙攣はどうしてですか？

救命士B：Naの異常で痙攣が起こることがあります。

F：体温が少し高いですね。

救命士B：これは風邪ではないかと考えています。

F：なるほど。では風邪で水を飲み過ぎて低Naになったということですか？

救命士B：ざっくり言うとそうなります。

F：右手は自発的に動かさないですね。

救命士B：そうですね。神経学的な所見がみられることもあるかも知れません。

F：輸液はしますか？

救命士B：乳酸リンゲルならNaが高い濃度であるので、いいのではないかと思います。

F：ありがとうございました。

診断

大項目：意識障害
中項目：糖尿病
小項目：非ケトン性高浸透圧性昏睡（高浸透圧高血糖症候群）

診断の根拠となる所見

激しい口渇、多飲、多尿、体重減少、意識障害、皮膚・口腔粘膜の乾燥、痙攣、片麻痺

考察

　インスリン分泌が保たれている2型糖尿病患者が、急性感染症、脳血管障害、心血管障害、手術、高カロリー輸液、利尿薬、ステロイド投与などによって発症しやすい。高齢者に多いとされているが、意外に高浸透圧高血糖症候群のおよそ半数が糖尿病治療の既往がないか、糖尿病の初発症状とされる。
　高血糖の症状としては、多飲、多尿、体重減少から始まり、さらに高血糖状態が続くと精神症状や反応低下、片麻痺などの神経局在症状が現れたりして、やがて昏睡に至る。非ケトン性高浸透圧性昏睡では数日から数週間かかることもある。また、過呼吸や腹痛・嘔吐などの消化器症状は糖尿病性ケトアシドーシス(DKA)にほぼ限られるが、神経症状は高浸透圧高血糖症候群に多い。高血糖(600mg/dL以上)で高い浸透圧であるが、ケトン体の産生は少ない。
　非ケトン性高浸透圧性昏睡の患者は高齢者が多いことから、脱水を契機として昏睡を起こすケースが多い。これは高齢者では脱水状態になっても口渇感を覚えず、水分をあまり摂らないことが高血糖の引き金になるためである。特に風邪などの発熱時には要注意であり、問診のポイントでもある。
（参考文献　科学的根拠に基づく糖尿病診療ガイドライン．2013による）

指導のポイント

①糖尿性を連想させる。
②高血糖の症状を理解させる。

　まず、ポイントは皮膚所見である。全身の脱水の所見を観察させて、なぜ脱水になったのかの原因を考察させる。
　呼気の確認（アセトン臭の否定）などを考慮させる。
　低血糖との鑑別は大事である。低血糖のときは交感神経が優位に働くために、皮膚は湿潤傾向になるが、脱水を伴うDKAや非ケトン性高浸透圧性昏睡は乾燥する傾向にある。
　観察の所見では、皮膚の性状をしっかり観察することが低血糖と高血糖の鑑別に役に立つであろう。低血糖との鑑別が問題となることがあるので、脳血管障害が否定的なら、血糖測定を行うべきである。

最近の糖尿病性昏睡の病態生理の考え方

　DKAも高浸透圧高血糖症候群も糖尿病の代謝失調の究極像といえる。DKAはケトアシドーシス、高浸透圧高血糖症候群は脱水・血漿高浸透圧がそれぞれ最も強く表に出た病態だが、両者は必ずしもはっきりと区別されるものではなく、連続した病態として捉えられる。
　DKAはインスリン分泌が完全に枯渇した1型糖尿病に起こるとされていたが、清涼飲料性ケトアシドーシスのようにインスリン分泌が保たれている症例にも、起こりうる（ＮＴＴ東日本関東病院　糖尿病・内分泌内科　林　道夫 http://www.mymed.jp/wr/b5d.html を改変して一部引用）。
　最近はケトーシスを伴うこと（軽度であるが）、昏睡は稀であることから、高浸透圧高血糖症候群と呼ぶ傾向にある。

糖尿病性昏睡の成立

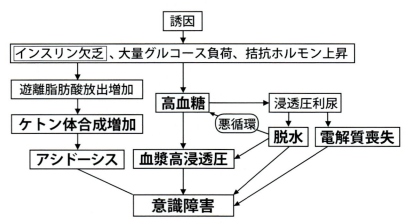

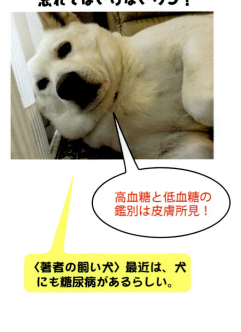

忘れてはいけないワン！

高血糖と低血糖の鑑別は皮膚所見！

〈著者の飼い犬〉最近は、犬にも糖尿病があるらしい。

症例 25
Facilitator Training for POT (FTP)
難易度 **B**

■傷病者情報

覚　知	午前9時40分
傷病者	66歳　男性
主　訴	意識障害
通報者	老人ホーム職員
現　場	○○県○○郡

　66歳、男性。朝8時頃に階段を上っていると急に左下肢が動かなくなり、右指尖のしびれを自覚。呼吸が苦しく、意識が少しおかしい（周りの判断）、視野が狭くなったというので救急車を要請。職員によれば、6ヵ月前から起床時は朝食を摂るまでボーッとしていることも多かったという。2ヵ月前からは寝起きが悪化。また、早朝に大声を出したり、壁を蹴ったりしたほか、パジャマを着たまま外を歩いていたこともあったとのこと。A院の精神科では「一過性脳虚血発作（transient ischemic attack；TIA）」と診断され、経過観察入院となったが、身体所見に異常はなく、症状もほぼ消失したとのことで先月退院している。昨日もA院を受診していた。

Q：本症例の疾患は？

傷病者の外見・身体所見

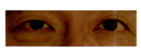
対光反射：正常
両方の耳側が見えにくい

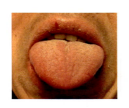

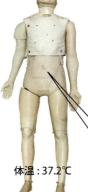
体温：37.2℃

呼びかけに反応するがすぐ眠ってしまう
心　音：I、II音とも正常
呼吸音：20回/分　正常

腹部所見：皮膚は全体的に全体的にジメッとしている。全体的に軟らかい。押さえても痛いところはなし

[体位による変動]

	血圧	心拍数	SpO2
仰臥位	130/80	110	98
下肢挙上	140/80	110	98
起坐位	120/80	110	98

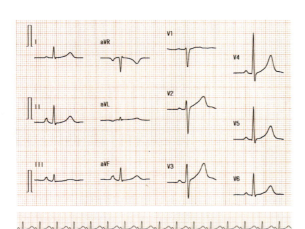
12誘導心電図

神経所見：右手は自発的には動きにくい。右手にしびれがある。
搬送途中で痙攣があった

リフィリングタイム：2秒

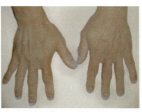
上肢はジメッとしている

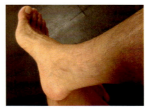
今は下肢は問題なく動くがジメッとしている

鑑別のポイント

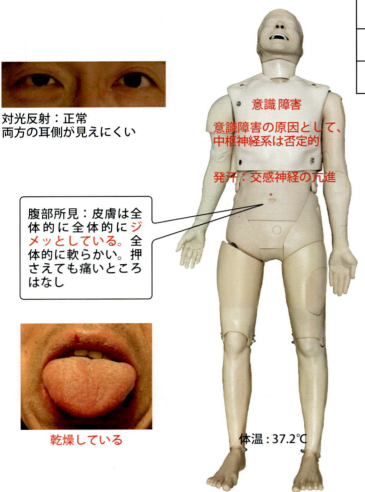

	血圧	心拍数	SpO2
仰臥位	130/80	110	98
下肢挙上	140/80	110	98
起坐位	120/80	110	98

頻脈：交感神経が亢進しているが、ショックバイタルではない

対光反射：正常
両方の耳側が見えにくい

意識障害
意識障害の原因として、中枢神経系は否定的
発汗：交感神経の亢進

腹部所見：皮膚は全体的に全体的にジメッとしている。全体的に軟らかい。押さえても痛いところはなし

乾燥している

体温：37.2℃

呼びかけに反応するがすぐ眠ってしまう

心　音：I、II音とも正常
呼吸音：20回/分　正常

神経所見：右手は自発的には動きにくい。右手にしびれ(麻痺)がある。搬送途中で痙攣があった

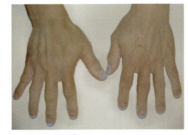

上肢はジメッとしている
湿潤している：末梢循環が悪い

リフィリングタイム：2秒

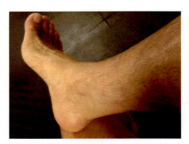

今は下肢は問題なく動くがジメッとしている

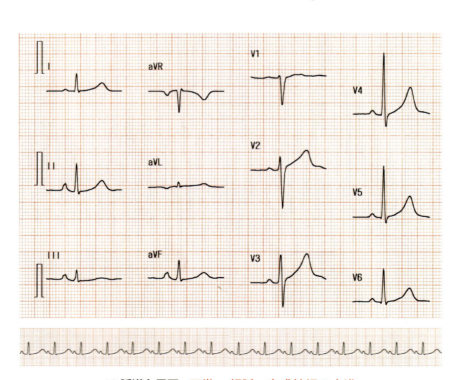

12誘導心電図：正常　頻脈：交感神経の亢進

講義の進め方

```
66歳 男
意識障害、左下肢が動かない
Ⅱ-10 傾眠、呼吸苦
朝食までボーッとしている
視野狭窄
冷汗
搬送途上 痙攣
仰臥位 P122 SpO₂ 98% 130/80
下肢挙上              140/80
```

救命士 A

```
概要
66才男 階段を上っている際中、左下肢が動かなくなる
       左指先のしびれ
       呼吸苦あり
視野狭さく  対光反射正常
(両耳側が見えにくい)
JCS              上肢：発汗
LV Ⅱ-10          搬送中ケイレン
HR 79
SPO₂ 98          下肢：発汗
BP 130/80        CRT：2秒 循環不全
PR 12
体温 37.2            脳腫瘍
```

救命士 B

F：この症例の病態を説明してください。

救命士A：66歳、男性。意識障害の傷病者です。視野狭窄、麻痺がみられます。搬送途中に痙攣もみられました。経過からして代謝性のものを疑います。

F：バイタルは？

救命士A：血圧は正常に感じます。ショックではないと思います。

F：全身の皮膚が湿潤してますね？

救命士A：そうです。交感神経系が亢進している所見です。これは血糖の変動でもみられます。

F：しかし、糖尿病の既往はないですよ。

救命士A：確かにありません。しかし、事前の精神症状は回復を繰り返していて、何か代謝性のものを疑わせます。

F：痙攣、視野狭窄はなぜでしょうか？ 中枢神経系の何かが疑われますか？

救命士A：痙攣や視野狭窄は低血糖でもみられます。瞳孔所見からは中枢神経系疾患は考えにくいです。

F：血糖測定はしますか？

救命士A：します。

F：これは低血糖ということですね。

救命士A：そうです。ブドウ糖の輸液が効果があると考えます。

F：低血糖なら原因は？

救命士A：思いつきませんが、インスリノーマなどが潜んでいるかも知れません。

F：この症例の病態を説明してください。

救命士B：66歳、男性。意識障害の傷病者です。視野狭窄、麻痺がみられます。搬送途中に痙攣もみられました。視野狭窄や経過からして中枢性のものを疑います。

F：中枢神経系のものとは？

救命士B：経過からして脳腫瘍を疑っています。

F：痙攣はどうしてですか？

救命士B：脳腫瘍なら十分説明がつきます。

F：身体が湿ってますね。

救命士B：これは少し脳腫瘍の症状とは関係が説明できません。

F：なるほど。頻脈ですし、脳圧が亢進しているとは考えにくい。

救命士B：そうなります。

F：右手は自発的に動かさないですね。しびれがあるからですか？

救命士B：そうですね。脳腫瘍なら神経学的な所見がみられることもあるかも知れません。

F：ほかには何かありますか？

救命士B：視野が狭いので、下垂体腺腫があるのではないかと思います。

F：ありがとうございました。

診断

大項目：代謝障害
中項目：意識障害
小項目：低血糖

診断の根拠となる所見

意識障害、交感神経亢進（皮膚の発汗、頻脈）、中枢神経症状（痙攣、片麻痺）

考察

低血糖症状は、その発症機序から交感神経症状と中枢神経症状に大別される。

交感神経症状：動悸・頻脈、ふるえ（振戦）、不安感、発汗（冷汗）、空腹感、しびれ感、悪心・嘔吐。

これらの症状は血糖値の低下に対抗して血糖上昇に働く代償作用（拮抗調節）の1つであると同時に、生体（特に中枢神経系）が危機的状況にあることを察知しての警戒警報（アラーム機構）の役割を果たすとも理解できる。

中枢神経症状：不穏、めまい、頭痛、疲労感、眼のかすみ、複視、行動異常、性格変化、錯乱、低体温、意識障害、痙攣、昏睡（特に血糖値40mg/dL以下では行動異常が認められ、さらに30mg/dL以下となれば意識障害・痙攣・昏睡をきたす危険性が高い）。

本症例では以前から下記のような症状がみられている。
- 急に左下肢が動かなくなり、左指尖のしびれ（片麻痺）
- 意識が少しおかしい（意識障害）
- 視野が狭くなった（麻痺）
- 早朝に大声を出したり、壁を蹴ったりしたほか、パジャマを着たまま外を歩いていた（行動異常、性格変化）

これらは中枢神経系へのブドウ糖の供給が不足することによる機能低下に起因する。通常は交感神経症状が、比較的軽度の低血糖で起こり、血糖値が低くなるほど（通常45mg/dL以下）中枢神経症状が顕著になってくる。これは血糖の異常な低下により、その代償機構として交感神経系の興奮が生じ、代償が十分に機能せず低血糖が重症化して中枢神経系の機能低下に陥るためである。

血糖値と臨床症状

血糖値	症状分類	症状
70mg/dL	交感神経症状	動悸・頻脈、ふるえ(振戦)、不安感、発汗(冷汗)、空腹感、しびれ感、悪心・嘔吐
50mg/dL	中枢神経症状	不穏、めまい、頭痛、疲労感、眼のかすみ、複視、行動異常、性格変化、錯乱、低体温
30mg/dL	大脳機能低下症状	意識障害・痙攣・昏睡

指導のポイント

ショックではないのに交感神経症状が亢進しているのはなぜかを考察させることにある。

動悸・頻脈、ふるえ（振戦）、不安感、発汗（冷汗）、空腹感、しびれ感、悪心・嘔吐などの症状は血糖値の低下に対抗して血糖上昇に働く代償作用（拮抗調節）であることを理解しているかどうかもファシリテートすべきことである。

この症例の場合は急に左下肢が動かなくなり、左指尖のしびれ（片麻痺）、意識が少しおかしい（意識障害）、視野が狭くなった（麻痺）、早朝に大声を出したり壁を蹴ったりしたほか、パジャマを着たまま外を歩いていた（行動異常、性格変化）なども低血糖の症状であることに気づかせる。

脳血管障害との鑑別が問題となることがあるので、脳血管障害が否定的なら血糖測定を行うべきである。

低血糖性片麻痺と脳血管障害

低血糖性片麻痺は、1928年にRavid JM (Am J Med Sci 175: 756-769,1928) が初めて報告し、以降症例報告や小規模の症例検討が散見される。その発生頻度は低血糖症例の約2%でメカニズムとして、①動脈硬化やもともと狭小化している脳血管の支配領域において低血糖の際糖質の供給量が低下する、②低血糖に対して脆弱な神経細胞の存在、③低血糖による脳血管攣縮、が考えられている (Malouf R, Brust JC: Ann Neurol 17: 421-430,1985) が正確な原因は不明である。

低血糖性片麻痺をきたした29例のまとめでは、その平均血糖値は35mg/dL、低血糖の原因はインスリン74%、経口血糖降下薬14%で、その他インスリノーマ、線維肉腫、アルコールで、麻痺側は右72%、左28%と右にやや多いとされている (Foster&Hart: Stroke18: 944-946,1987)。低血糖性片麻痺を発症した年齢層は脳血管障害のそれと類似しているため、片麻痺症例ではその鑑別が重要である。(髙橋, ほか：救急外来における低血糖症例の検討. 日救急医会誌 24: 391-398,2013)。

無自覚低血糖って何？

厳格な血糖コントロールにより慢性的に繰り返し低血糖状態におかれた場合には、脳は糖輸送担体を増加させるため、糖欠乏は感知されにくくなりインスリン拮抗ホルモンの分泌によって血糖値が低下する。これによりアドレナリンによる警告反応がないまま昏睡などにより重篤な低血糖症状を起こす、いわゆる"無自覚低血糖(hypoglycemia unawareness)"となることもある。要注意である (髙橋, ほか：救急外来における低血糖症例の検討. 日救急医会誌 24: 391-398,2013)。

要注意

本症例でもみられるような精神症状から、低血糖は精神疾患と誤って判断されることがあることは知られている。

症例 26

Facilitator Training for POT (FTP)

難易度 A

■傷病者情報

覚　知	午前7時40分
傷病者	34歳　男性
主　訴	意識障害、高熱
通報者	旅行会社添乗員
現　場	○○県○○市内ホテル

　市内ホテルからの救急要請。旅行会社添乗員からの連絡。宿泊客からあまり体調がよくないという話を聞いていた。朝食の時間に見かけなかったので気になり、様子をうかがいに客室へ行くとベッドで意識もうろうの傷病者を発見した。

　ツアーに同行していた友人はつきあいは長いとはいえ、詳しいことは聞いていなかったが、わけもなくイライラしたり、落ち込んだり、逆に妙にハイテンションになったりすることがあるらしかった。昨日は熱っぽいということで受診へ付き添っていたという。最近、微熱、体重減少、手のふるえがあったために、近くの内科も受診しているらしい（詳細は不明）。

Q：本症例の疾患は何？

傷病者の外見・身体所見

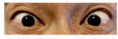
対光反射：正常

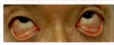

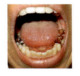

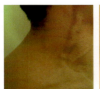
頸部

起坐位

心　音：I、II音とも正常
呼吸音：24回/分　正常
発汗著明

体温：39.0℃

肩、腕、指の痛み刺激にうめき声を上げる。何かをしゃべっているが内容はよくわからない

[体位による変動]

	血圧	心拍数	SpO2
仰臥位	80/60	140	96
下肢挙上	80/60	140	96
起坐位	80/60	140	96

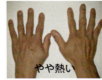
やや熱い

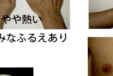
小刻みなふるえあり

リフィリングタイム：2秒

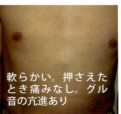
軟らかい。押さえたとき痛みなし。グル音の亢進あり

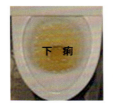
下痢

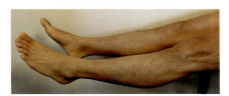

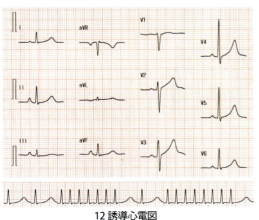
12誘導心電図

鑑別のポイント

市内ホテルからの救急要請。旅行会社添乗員からの連絡。宿泊客からあまり体調がよくないという話を聞いていた。朝食の時間に見かけなかったので気になり、様子をうかがいに客室へ行くとベッドで意識もうろうの傷病者を発見した。

ツアーに同行していた友人はつきあいは長いとはいえ、詳しいことは聞いていなかったが、わけもなくイライラしたり、落ち込んだり、逆に妙にハイテンションになったりすることがあるらしかった。昨日は熱っぽいということで受診へ付き添っていたという。最近、微熱、体重減少、手のふるえがあったために、近くの内科も受診しているらしい(詳細は不明)。

	血圧	心拍数	SpO2
仰臥位	80/60	140	96
下肢挙上	80/60	140	96
起坐位	80/60	140	96

ややショックバイタル　頻脈 (AF)

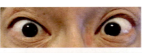
対光反射：正常

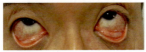

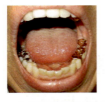

肩、腕、指の痛み刺激にうめき声を上げる。何かをしゃべっているが内容はよくわからない→意識障害

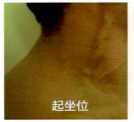
起坐位　頸部
甲状腺に腫大がある

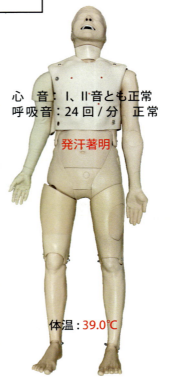
心　音：I、II音とも正常
呼吸音：24回/分　正常
発汗著明
体温：39.0℃

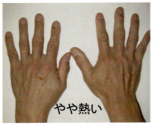
やや熱い
小刻みなふるえあり

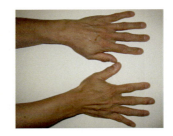

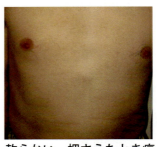
軟らかい。押さえたとき痛みなし。グル音の亢進あり

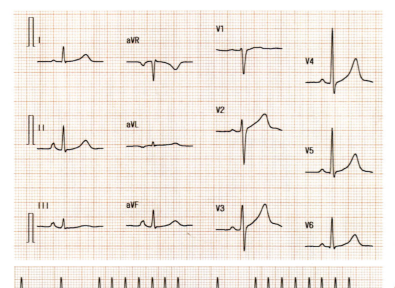
12誘導心電図
心房細動

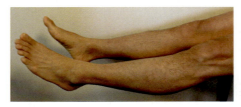

リフィリングタイム：2秒

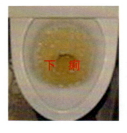
下痢

講義の進め方

【救命士A のホワイトボード】

低血糖
BP↓（心拍↑）
全身が湿潤している
交感神経系亢進↑

救命士A

【救命士B のホワイトボード】

甲状腺機能亢進
体重↓、体温↑、下痢
全身の皮膚の湿潤
頸部の腫脹

救命士B

F：この症例の病態を説明してください。

救命士A：34歳、男性。発熱がみられ意識障害があります。消化器症状もあるので、何か感染性のものを疑っています。もしかすると、低血糖かも知れません。

F：バイタルは？

救命士A：若干血圧が低いように感じます。ショックに近いですが、頻脈です。

F：全身の皮膚が湿潤してますね？

救命士A：そうです。交感神経系が亢進している所見です。低血糖かも知れません。

F：しかし、糖尿病の既往はないですよ。しかも若いですね。

救命士A：確かにありません。しかし、急に体重が低下しているし、低血糖でもかまわないと思います。

F：小刻みにふるえているのはなぜでしょうか？中枢神経系の何かが疑われますか？

救命士A：低血糖でもあり得ます。

F：血糖測定はしますか？

救命士A：します。

F：これは感染よりも、低血糖ということですね。

救命士A：発熱や下痢などが説明つきにくいんですが、ブドウ糖の輸液が効果があると考えます。

F：低血糖なら原因は？

救命士A：代謝性のものでしょう。内分泌疾患などが考えられます。

F：この症例の病態を説明してください。

救命士B：34歳、男性。意識障害の傷病者です。頸部の腫脹がみられます。体重減少、発熱、下痢や湿潤した皮膚がみられました。甲状腺疾患を疑っています。多分、機能亢進だと思います。

F：男性ですよ。

救命士B：女性が多いといわれていますが、男性もあり得ます。

F：小刻みなふるえはどうしてですか？

救命士B：甲状腺機能亢進症では振戦がよくみられます。

F：身体が湿ってますね。

救命士B：発汗過多は甲状腺機能亢進症ではよくみられます。

F：なるほど。心房細動もそうですか？

救命士B：心房細動がみられるのは僧帽弁閉鎖不全などですが、心音も正常です。

F：低血糖は考えられませんか？

救命士B：低血糖でもこのような症状が出てもおかしくないとは思います。鑑別疾患の1つに挙げていてよいかと思います。しかし、甲状腺機能亢進症では血糖は高めになる傾向がみられます。

F：血糖測定はしますか？

救命士A：検討してもよいかも知れませんが、積極的には行う必要性はないと思います。

F：甲状腺機能亢進症という決め手は？

救命士A：やはり、現病歴と全身所見です。

■ 診断

大項目：内分泌疾患
中項目：甲状腺
小項目：甲状腺機能亢進（甲状腺クリーゼ）

■ 診断の根拠となる所見

精神症状、温かく湿った皮膚、振戦、頻脈（脈圧の上昇）、心房細動、動悸

■ 考察

甲状腺クリーゼは、血中の甲状腺刺激物質または自律的な甲状腺機能亢進が原因で甲状腺からの甲状腺ホルモン（T_4およびT_3）の合成と分泌が亢進した結果生じる。合成は亢進していないが甲状腺から甲状腺ホルモンが過剰に放出されても引き起こされる。劇的〜軽微なこともある。
甲状腺腫や結節が認められる場合もある。甲状腺機能亢進症の一般的な症状および徴候の多くは、アドレナリン過剰症状に類似しており、神経質、動悸、活動亢進、多汗、暑さに対する過敏性、倦怠感、食欲亢進、体重減少、不眠、脱力感、および腸管運動亢進（時に下痢）などがみられる。凝視、眼瞼運動の遅れ、眼瞼の後退、結膜の軽度充血などで、主にアドレナリン刺激過剰によるものである。甲状腺クリーゼは、甲状腺機能亢進症の何年も前または後に生じる可能性がある。

■ 指導のポイント

甲状腺機能亢進症の一般的な症状および徴候の多くが、交感神経亢進の症状に類似していることから低血糖と比較対照させることを指導のポイントとする。
全身の所見を観察から把握する。頸部の腫脹がはっきりしない症例もあるので、頸部腫脹だけで甲状腺機能亢進症と判断するのは問題がある。
症状として神経質などの精神症状が前面に出ることもある。わけもなくイライラしたり、落ち込んだり、逆に妙にハイテンションになるなどの症状はよくみられる。
身体症状としては動悸、活動亢進、多汗、暑さに対する過敏性、倦怠感、食欲亢進、体重減少、不眠、脱力感、および腸管運動亢進（時に下痢）などがみられる。しかし、基本的には血糖は高めの傾向がある。
眼球突出がよくいわれるが、ほかに凝視、眼瞼運動の遅れ、眼瞼の後退、結膜の軽度充血などで、主にアドレナリン刺激過剰によるものである。これらを説明しながらファシリテートする。

・眼球突出

眼窩痛、流涙、刺激感、羞明、後眼窩組織の増殖、眼球突出、外眼筋へのリンパ球浸潤があり、このリンパ球浸潤はしばしば複視に至る眼筋衰弱をもたらす。

甲状腺クリーゼ

■病態生理

急性型の甲状腺機能亢進症で、未治療または治療が不十分な重度甲状腺機能亢進症に起因する。
Graves病患者または中毒性多結節性甲状腺腫患者に生じる。
感染、外傷、外科手術、塞栓症、糖尿病ケトアシドーシス、または妊娠高血圧症候群によって促進される可能性がある。

■症状
・発熱
・著明な脱力感および筋肉の消耗
・感情の著明な動揺を伴う極端な精神不安定、錯乱、精神病、昏睡
・嘔気、嘔吐、下痢
・軽度の黄疸を伴う肝腫大
・心臓血管虚脱およびショック

症例 27

Facilitator Training for POT (FTP)

難易度 B

■傷病者情報

覚　知	午後0時40分
傷病者	40歳　男性
主　訴	意識障害
通報者	友人
現　場	○○県○○郡

傷病者は40歳、男性。意識障害で何度も搬送の履歴あり。1週間前から食欲不振があり、持続的で激しい上腹部痛が2日前から継続していた。今日から何時間も継続する嘔気・嘔吐、背部痛、発熱・悪寒などもみられていた。右のカードを持参している。

Q：本症例の疾患は何？

傷病者の外見・身体所見

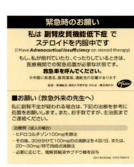
対光反射：正常

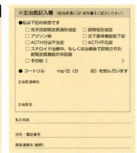

腹部：激痛　やや硬い

呼びかけに反応するがすぐ眠ってしまう
心　音：I、II音とも正常
呼吸音：24回/分　正常

[体位による変動]

	血圧	心拍数	SpO2
仰臥位	80/40	120	98
下肢挙上	86/45	130	98
起坐位	74/40	110	98

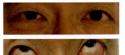
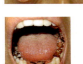
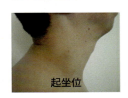
起坐位

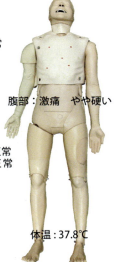
体温：37.8℃

リフィリングタイム：3秒

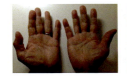

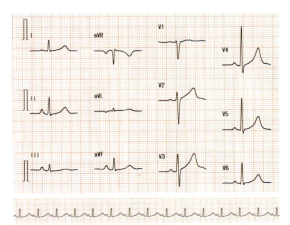
12誘導心電図

2週間の尿量の変化

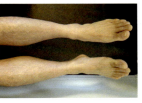
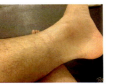

鑑別のポイント

傷病者は40歳、男性。意識障害で何度も搬送の履歴あり。1週間前から食欲不振があり、持続的で激しい上腹部痛が2日前から継続していた。今日から何時間も継続するムカムカ感と嘔気・嘔吐、背部痛、発熱・悪寒などもみられていた。上のカードを持参している。

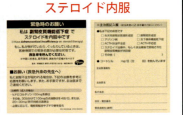
ステロイド内服

	血圧	心拍数	SpO2
仰臥位	80/40	120	98
下肢挙上	86/45	130	98
起坐位	74/40	110	98

ショックバイタル

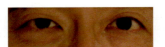
対光反射：正常

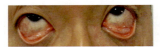
貧血なし

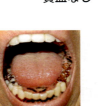

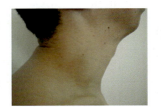
起坐位：正常

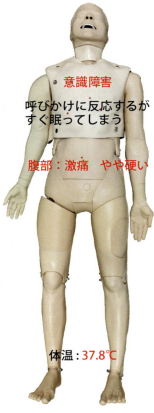
意識障害
呼びかけに反応するがすぐ眠ってしまう
腹部：激痛　やや硬い
体温：37.8℃

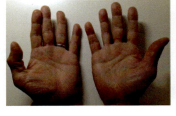

心　音：I、II音とも正常
呼吸音：24回/分　正常

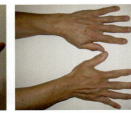

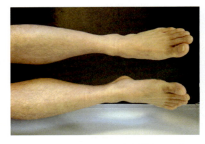
色素の沈着

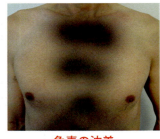
色素の沈着

むくみ

尿量の減少

2週間の尿量の変化

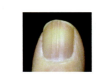
リフィリングタイム：3秒

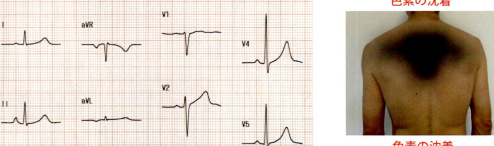
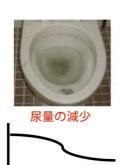
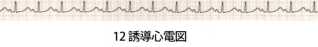

12誘導心電図

講義の進め方

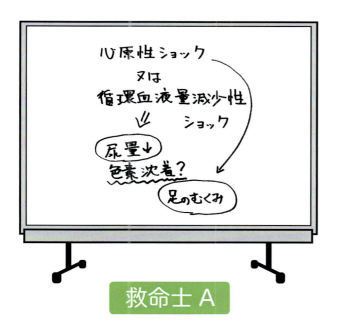

救命士 A

救命士 B

F：この症例の病態を説明してください。

救命士 A：40歳、男性。意識障害の傷病者です。1週間前から食欲不振、持続的で激しい上腹部痛が2日前から継続しています。今日から何時間も継続する嘔気・嘔吐、背部痛、発熱・悪寒があり現在ショック状態です。

F：バイタルは？

救命士 A：ショックバイタルです。

F：ショックの原因はなんですか？

救命士 A：これは心原性ショックを疑っています。

F：心原性ショックを疑う根拠はなんですか？

救命士 A：足がむくんでいるので。

F：心電図や心音は？

救命士 A：はっきりしませんが、正常範囲です。

F：意識障害の原因はなんですか？

救命士 A：これはショックによるものです。

F：吐き気や嘔吐はどうしてですか？

救命士 A：感染かも知れません。

F：尿量の減少は？

救命士 A：もしかして脱水かも知れません。

F：では循環血液量減少性ショック？

救命士 A：そうかも知れません。確かに、心電図や心音などは正常ですし。

F：なるほど、ほかにはないですか？

救命士 A：色素沈着などがみられます。

F：疾患はなんですか？

救命士 A：？ やはり不明です。副腎機能不全（アジソン病）ですか。

F：この症例の病態を説明してください。

救命士 B：40歳、男性。意識障害の傷病者です。1週間前から食欲不振、持続的で激しい上腹部痛が2日前から継続しています。嘔気・嘔吐、背部痛、発熱・悪寒があり現在ショック状態です。持参しているカードから副腎ステロイドを内服しています。副腎ステロイドを今日内服しているかは不明です。

F：ほかにはないですか？

救命士 B：身体に色素が沈着しています。これは多分副腎皮質機能低下があったものだと思います。

F：意識障害の原因は？

救命士 B：これは副腎機能不全が原因ではないかと思います。

F：では、このショックは副腎機能不全が原因ですか？

救命士 B：はい。多分、副腎皮質の急激な機能低下ではないでしょうか。

F：なるほど。ほかにはないですか？

救命士 B：心電図や心音も正常です。これは想像の域を出ませんが、もともと副腎機能低下があり、ステロイドを内服していた。そこに何か1週間前から感染などを契機に急激に副腎皮質機能が低下した。多分、ステロイドの内服をしなかったのかも知れません。それによって、急激な副腎皮質ホルモンの欠乏が起こりショックになったというストーリーを考えています。

F：輸液は行いますか？

救命士 B：循環血液量減少性ショックではないので、やったとしても改善はないと思います。

F：疾患はなんですか？

救命士 B：副腎クリーゼと言ってよいと思います。

■ 診断

大項目：内分泌疾患
中項目：副腎不全（アジソン病）
小項目：副腎クリーゼ

■ 指導のポイント

①副腎機能の低下がある
②それを補うためにステロイドを内服している
③副腎不全
の3点を把握するかどうかである。

バイタルはショックなので、なぜショックになったのかを考察させる。1週間前から食欲不振があり、持続的で激しい上腹部痛が2日前から継続していた。今日から何時間も継続する嘔気・嘔吐、背部痛、発熱・悪寒などの徴候に加えて身体所見は色素沈着などのアジソン病の徴候が観察される。副腎機能不全、ステロイド服用から副腎クリーゼを連想できるかが大事である。これらの所見を確実に観察できるかをファシリテートする。

■ 診断の根拠となる所見

- 悪心、嘔吐、腹痛、体重減少、筋・関節痛、倦怠感、発熱、血圧低下、意識障害
- 身体所見では、色素沈着
- 発症基盤としての慢性副腎不全症
- 長期ステロイド服用

■ 考察

● 副腎クリーゼ

慢性副腎不全症患者における副腎クリーゼの発症頻度に関しては、グルココルチコイド服用中の副腎不全症患者の44％が少なくとも1回は副腎クリーゼを経験し、その頻度は6.3件/100人/年と推算した報告がある。また、加療を要した副腎クリーゼの頻度はアジソン病の8％程度とした疫学調査もある。わが国の疫学調査の結果によるとアジソン病患者の副腎クリーゼの誘因は感染症が過半数を占め、次いでステロイド薬の中断が多い。

[主要症候]
1. 悪心、嘔吐、腹痛、体重減少、筋・関節痛、倦怠感、発熱、血圧低下、意識障害など、多様かつ非特異的である。これらの症状を複数認めた際に本症の可能性を疑う。
2. 身体所見では、色素沈着（原発性副腎不全症のみ）、恥毛、腋毛の減少・脱落（特に原発性副腎不全症の女性）、耳介軟骨の石灰化（長期副腎不全症例）の診断的価値が高い。発症基盤としての慢性副腎不全症の存在を疑わせる。
3. ステロイド薬の長期連用例についてはクッシング徴候を認める一方で、副腎不全症状を訴える。

(参考文献　副腎クリーゼを含む副腎皮質機能低下症の診断と治療に関する指針　第1案　http://square.umin.ac.jp/endocrine/hottopics/20140311sinryousisin.pdf#search='急性副腎不全+症状' による)

● アジソン病

副腎皮質ホルモンの欠落により、易疲労感、全身倦怠感、脱力感、筋力低下、体重減少、低血圧などがみられる。食欲不振、悪心・嘔吐、下痢などの消化器症状、精神症状（無気力、不安、うつ）などさまざまな症状を訴える。いずれも非特異的な症状である。
色素沈着は皮膚、肘や膝などの関節部、爪床、口腔内にみられる。

(公益財団法人難病医学研究財団／難病情報センター　http://www.nanbyou.or.jp/entry/206 による)

副腎クリーゼの病態生理

糖質コルチコイド欠乏 → 副腎カテコラミン合成低下／血管のカテコラミン感受性低下／血管拡張物質抑制低下 → 総血管抵抗減少 → ショック
鉱質コルチコイド欠乏 → 総水分量減少・塩喪失 → 体液量減少 → ショック
敗血症／体液量減少・胃腸炎・嘔吐・出血／心機能低下（急性併発症） → ショック

アジソン病の臨床像

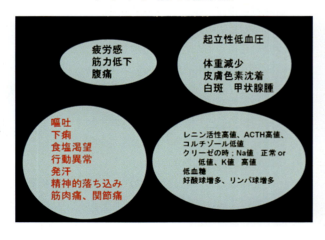

症例 28
Facilitator Training for POT (FTP)

難易度 **B**

■傷病者情報

覚　知	午後0時40分
傷病者	60歳　男性
主　訴	意識障害
通報者	隣人
現　場	○○県○○郡

　一般住宅(独居)からの救急要請で通報者は隣人。隣人は先週から体調が優れないという話を聞いていた。顔を見ないなと思い、様子をうかがいにきて布団の上で意識もうろうとしている傷病者を発見。
　隣人とのつきあいは長く、最近も背中の痛みと血尿で泌尿器受診へ付き添っていた。糖尿病で近くの内科も受診している。最近、内服薬が新しい薬に変わったと聞いていた。
　天候は晴れ、室温は20℃前後で特に寒さや暑さはない。数日まともな食事は摂れていない。

Q：本症例の疾患は何？

傷病者の外見・身体所見

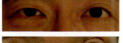
対光反射：正常

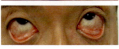

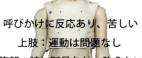
心　音：Ⅰ、Ⅱ音とも正常
呼吸音：24回/分　断続性、低調性ラ音

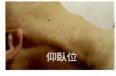
仰臥位　　起坐位

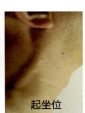
呼びかけに反応あり、苦しい
上肢：運動は問題なし
腹部：特に所見なし、軟らかい

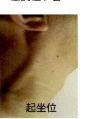
体温：39.0℃

[体位による変動]

	血圧	心拍数	SpO2
仰臥位	80/60	140	96
下肢挙上	80/60	140	96
起坐位	80/60	140	96

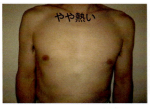
やや熱い

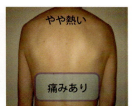
やや熱い
痛みあり

尿

リフィリングタイム：3秒

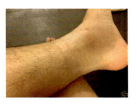
やや熱い

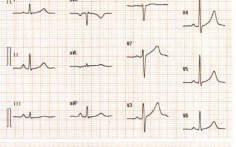
12誘導心電図

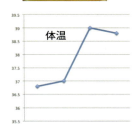
体温

鑑別のポイント

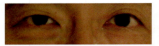
対光反射：正常

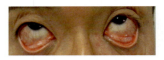

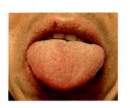

	血圧	心拍数	SpO2
仰臥位	80/60	140	96
下肢挙上	80/60	140	96
起坐位	80/60	140	96

ショックバイタル、低酸素血症

心　音：I、II音とも正常
呼吸音：24回/分　**断続性、低調性ラ音**

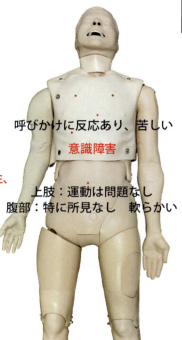

呼びかけに反応あり、苦しい
意識障害

上肢：運動は問題なし
腹部：特に所見なし　軟らかい

体温：39.0℃

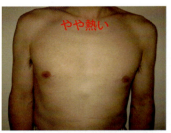
やや熱い

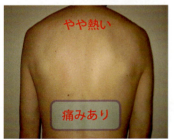
やや熱い
痛みあり

背中を痛がる→背部叩打痛

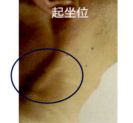
仰臥位
起坐位
頸静脈の怒張なし

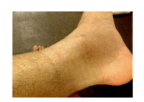

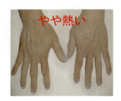
やや熱い

リフィリングタイム：3秒

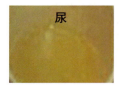
尿

尿：混濁している→感染

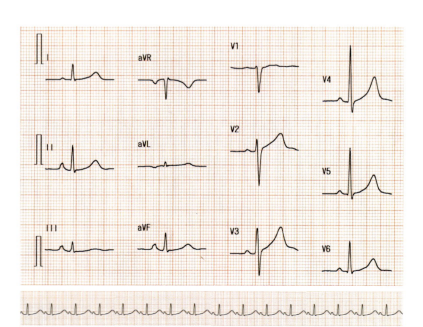

12誘導心電図：**頻脈**

体温

急激な発熱

講義の進め方

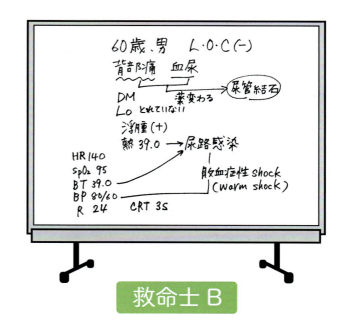

救命士A

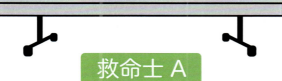

F：この症例の病態を説明してください。

救命士A：60歳、男性。意識障害の傷病者です。急な発熱で背部痛、発熱があり現在ショック状態です。腎盂腎炎によるものと考えられます。

F：バイタルは？

救命士A：ショックバイタルです。

F：ショックの原因はなんですか？

救命士A：これは敗血症性ショックを疑っています。

F：敗血症性ショックを疑う根拠はなんですか？

救命士A：全身が温かいからです。

F：心電図や心音は？

救命士A：はっきりしませんが、正常範囲です。

F：意識障害の原因はなんですか？

救命士A：これはショックによるものです。

F：輸液すべきでしょうか？

救命士A：心原性ショックが否定的なので、輸液していいと思います。

F：効果はあるのでしょうか？

救命士A：発熱による脱水もあるかも知れません。輸液はある程度効果があると思います。

F：低酸素については？

救命士A：酸素を投与していくことで対処したいです。

F：疾患はなんですか？

救命士A：腎盂腎炎による敗血症です。

救命士B

F：この症例の病態を説明してください。

救命士B：60歳、男性。意識障害の傷病者です。急な発熱で背部痛、発熱があり現在ショック状態です。腎盂腎炎によるものと考えられます。全身に熱感があり、敗血症性ショックを疑っています。

F：呼吸状態は？

救命士B：肺野から低調性、断続性ラ音が聞こえています。また、低酸素であるので、酸素投与して搬送します。

F：ショックの原因はなんですか？

救命士B：これは腎盂腎炎が原因です。

F：輸液はすべきですか？

救命士B：心電図や心音なども正常と思います。心原性ショックは否定できると思います。輸液はしてもかまわないと思います。

F：効果は？

救命士B：下肢挙上してもあまり血圧には変動はないようですから、効果的とは言い難いかも知れません。

F：ではしない方がいいのですか？

救命士B：心原性ショックが否定的なので、輸液していいと思いますが、肺野には断続性、低調性のラ音が聞かれています。俗にいう湿性ラ音です。ですから、肺野にはサイトカインや炎症性物質の影響で水が溜まっていると思います。輸液はそれを増悪させるかも知れません。

F：ではどうすべきでしょうか？

救命士B：輸液をしても負荷しないように気をつけるべきです。ただ、ここで下肢を挙上すると呼吸に対する影響があることも考慮すべきではないかと思います。

■ 診断

大項目：泌尿器疾患
中項目：感染性ショック
小項目：腎盂腎炎

■ 診断の根拠となる所見

- ショックバイタル(5P)、全身の熱感(末梢血管の拡張)
- 肺野にはラ音あり
- 交感神経刺激症状(心拍数上昇)

■ 考察

糖尿病の患者が尿路感染を起こし腎盂腎炎に発展したケースである。原因としては尿路結石など尿路排泄異常が潜在的にあり、感染が重なり今回のような症状を呈したのではないかと類推される。急激に上がる発熱に伴い循環血液量は多少減少しているのではないかと考えられ(臥床の状態でも頚静脈の緊張がない)、末梢血管は拡張しているがショックバイタルである。はじめ肺両肺の低調・断続性のラ音(湿性ラ音)はなくても、急性呼吸促迫症候群(ARDS)が急激に進行すれば肺水腫に近くなりラ音が聞かれる可能性もある。下肢の浮腫は、透析患者では急激に容量負荷が起こりやすく顕著でない場合が多い。注意しなければならないのは低血糖、高血糖である。最近は糖を尿中に排出させて血糖を下げる薬もある。糖尿病の患者は易感染性があり、血糖値や感染などを考慮した観察が必要である。

■ 指導のポイント

①腎盂腎炎の診断
②ショックの分類
③輸液の適否
の3点を議論するかどうかである。

バイタルはショックなので、何がショックの原因になったのかを考察させる。背中の痛みやスパイク状の発熱、尿の混濁などから尿路感染症、特に腎盂腎炎を診断できるかを質問しながら確認する。

次にショックの分類である。脱水から循環血液量減少性ショックと考える人もいるが、その場合は末梢はどちらかというと湿っていて、交感神経が亢進していると考えるべきである。しかし、本症例は全身に熱感がある。敗血症性ショックと考えるべきである。また、心原性ショックを否定できるかも質問項目である。肺野の音から心不全と考える救命士もいるかも知れない。心音や心電図は正常範囲であり、心臓の異常を疑わせる所見がないことを確認していく。

輸液の適否については必ず確認する。ショックの分類を確実にしないと輸液をすべきかどうかが導き出せない。但し、この症例は肺野には断続性のラ音が聞かれており、肺野に炎症が及んでいると考えられる。このときに輸液をしてもいいかどうかを考えさせる。血管透過性が亢進している状態ではリンゲル液の輸液では効果が限定的であるかも知れない。輸液をする場合、しない場合もきちんとした説明を求める。下肢挙上の効果についても言及すべきである。

敗血症性ショックの病態生理

炎症性刺激(細菌毒素など)→ サイトカインの産生
(腫瘍壊死因子およびIL-1を含む炎症性メディエーター)

サイトカイン
↓

好中球の内皮細胞への付着、凝血機構を活性化して、微小血栓の発生
ロイコトリエン、リポオキシゲナーゼ、ヒスタミン、ブラジキニン、セロトニン、およびIL-2を含む多数の他のメディエーターの放出

血管作動性メディエーターにより血流が毛細血管(交換血管)を避けさせる(血液の分布異常)
→このシャントによって減少した毛細血管流量＋微小血栓による毛細血管閉塞
→還流障害
・O_2運搬を減少させ、CO_2および老廃物の除去を障害
・臓器機能不全(腎臓、肺、肝臓、脳および心臓を含む1つまたは複数の臓器の不全)

動脈および細動脈が拡張し、末梢動脈抵抗が減少

心拍出量は典型的な病態では増加

ウォームショック(warm shock)
↓
心拍出量が減少　血圧低下(末梢抵抗の増加を伴う or 伴わない)し　ショックになる

症例 29

Facilitator Training for POT (FTP)

難易度 B

■傷病者情報

覚　知	午前10時40分
傷病者	50歳　男性
主　訴	意識障害
通報者	隣人
現　場	○○県○○郡

　海辺の町の一般住宅(独居)からの救急要請。隣人が朝、回覧板を届けに隣人宅に行ったが呼び出しに出て来なかった。部屋を覗いたときに、布団の上で意識もうろうの傷病者を発見。直ちに救急要請を行った。
　隣人とはつきあいはないため、詳細は知らない。通常使用している薬も見当たらない。天候はやや強い雨、室温は20℃前後で、特に寒さや暑さはない。
　最近、体調不良とは聞いていた(別の隣人の話)。

Q：本症例の疾患は何？

傷病者の外見・身体所見

対光反射：正常

口の周りがしびれる

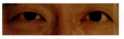
隣人："顔が大きくなった"

心　音：I、II音とも正常
呼吸音：24回/分　背部を中心に吸気時に断続性、低調性ラ音

呼びかけに反応あり、苦しい、きつい

[体位による変動]

	血圧	心拍数	SpO2
仰臥位	80/40	120	95
下肢挙上	60/30	130	93
起坐位	100/60	110	97

少しむくんだ感じ（布団の跡がある）

半坐位

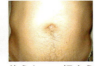
軟らかい。押さえたとき痛みなし

体温：36.8℃

リフィリングタイム：3秒

やや湿潤　　やや湿潤

回数は減っている

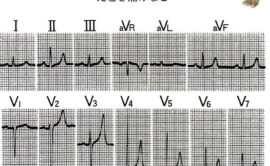
12誘導心電図

(和田 敬：新しい心電図とその解説.p329,図487,南山堂,東京,1973による)

鑑別のポイント

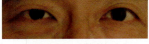
対光反射：正常

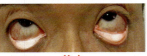
貧血

	血圧	心拍数	SpO2
仰臥位	80/40	120	95
下肢挙上	60/30	130	93
起坐位	100/60	110	97

下肢挙上（容量負荷）で血圧低下

ショックバイタル
うっ血性心不全

低酸素

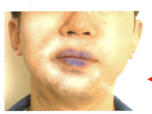
隣人："顔が大きくなった"

全身性に浮腫がある

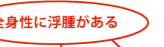

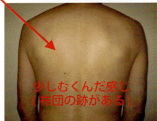

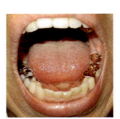
口の周りがしびれる→神経過敏

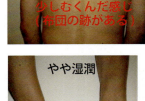
少しむくんだ感じ（布団の跡がある）

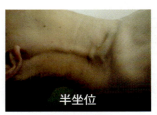
半坐位
頸静脈怒張

やや湿潤
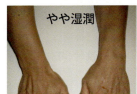
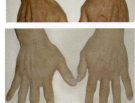

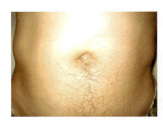
軟らかい。押さえたとき痛みなし

呼びかけに反応あり、苦しい、きつい

心音：I、II音とも正常
呼吸音：24回/分　背部を中心に吸気時に断続性、低調性ラ音

体温：36.8℃

リフィリングタイム：3秒

回数は減っている→尿量の減少

やや湿潤
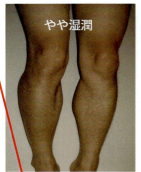

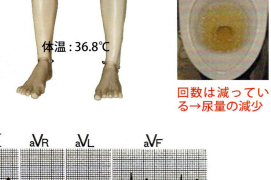

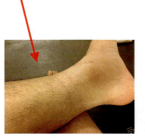

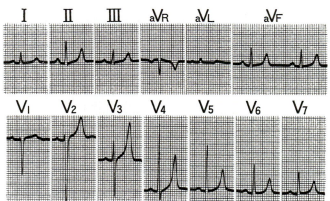

12誘導心電図（高カリウム血症を示す心電図）

（和田 敬：新しい心電図とその解説．p329, 図487, 南山堂, 東京, 1973による）

講義の進め方

救命士 A

救命士 B

F：この症例の病態を説明してください。

救命士A：50歳、男性。意識障害の傷病者です。顔面蒼白で、チアノーゼがあります。半坐位でも外頸静脈が怒張しているので体内に水分が過剰な状態だと思います。

F：バイタルは？

救命士A：ショックバイタルです。

F：ショックの原因はなんですか？

救命士A：これは心原性ショックを疑っています。

F：心原性ショックを疑う根拠はなんですか？

救命士A：肺野には断続性、低調性のラ音が聞かれます。これから、左心不全を疑っています。

F：心電図や心音は？

救命士A：心音は正常です。しかし、心電図は電解質異常があります。カリウム (K) が高いのではないでしょうか。

F：電解質異常の原因はなんですか？

救命士A：これは腎不全ではないかと思います。

F：これは輸液すべきでしょうか？

救命士A：この病態はうっ血性心不全だと思いますので、輸液はすべきではないです。

F：では処置は？

救命士A：本来なら前負荷を減らすべきです。ですから、起坐位がよいかと思います。

F：低酸素については？

救命士A：酸素を投与していくことで対処したいです。

F：この症例の病態を説明してください。

救命士B：50歳、男性。意識障害の傷病者です。ショックバイタルです。眼球結膜が蒼白、高K血症、全身浮腫、肺水腫 (軽度) となっており、これらは腎不全を疑わせる所見です。

F：呼吸状態は？

救命士B：背部から低調性、断続性ラ音が聞こえています。また、低酸素であるので、酸素投与して搬送します。

F：ショックの原因はなんですか？

救命士B：これは腎臓機能が低下して体内の水分が排出されない状態です。俗にいううっ血性腎不全の状態です。

F：心機能はどうですか？

救命士B：心音は正常と思います。しかし、心電図に関してはT波の尖鋭化とQT間隔の狭小化があり、Kが高くなっている感じがあります。前負荷が過剰な心原性ショックと思います。

F：口のしびれはなんですか？

救命士B：これはKが上昇したことによる神経の過敏性の亢進と考えています。

F：体位変換の効果は？

救命士B：下肢挙上したらショックがひどくなり、起坐位にするとかなり血圧が戻っています。輸液してはいけないと思います。

診断

大項目：泌尿器（腎臓）疾患
中項目：腎不全
小項目：高カリウム血症、うっ血性心不全

診断の根拠となる所見

- 眼瞼結膜が蒼白（貧血所見）
- ショックバイタル（5P）、下肢挙上で血圧低下、外頸静脈の怒張
- 電解質異常（高カリウム血症）
- 交感神経刺激症状（心拍数上昇、末梢循環不全）

考察

現場到着してから、意識の確認、呼吸数、脈拍の確認を行ったところ意識レベルがJCS 1桁であり、ショックバイタルである。眼球結膜が蒼白、高K血症、全身浮腫、肺水腫（軽度）となっており、これらは腎不全を疑わせる所見である。交感神経刺激症状があり、これらの症状が容量負荷（下肢挙上）で増悪するが、逆に上半身を挙上させるとショック状態が改善する。

指導のポイント

①所見から腎不全からのうっ血性心不全である
②ショックなのでその原因は心原性ショックであることがわかる
③現在、意識障害は尿毒症とショックによる可能性が高い
ことなどが考えられる。

傷病者は貧血もあることから長期間の腎臓不全が存在して、今回何かの原因により急激に増悪したと考えられる。現在は、尿毒症により意識障害が出ており、その原因が体内の老廃物が排泄できていないこと、またこれがショックの増悪因子になっていることなどを議論する。
心電図では典型的な高Kの所見がみられる。下図にまとめてあるがT波の尖鋭化とQT間隔の狭小化、P波の消失、QRS波の拡大、QRS波、ST波およびT波の融合による2相性波形、VF、VTへの移行という流れがいえるかどうかを議論の中で確かめる。
また尿毒症はどんな症状（全身の倦怠感、疲労感、食欲の低下、嘔気や嘔吐、高血圧、睡眠障害、呼吸苦、貧血）があるのかも確認する。

腎不全の病態

①体液量の増加による心不全
　　肺水腫→背部を中心に吸気時に断続性・低調性ラ音
　　全身浮腫→下肢だけでなく全身に低蛋白血症

②血中老廃物の過剰蓄積（尿毒症）
　　全身の倦怠感
　　疲労感
　　食欲の低下
　　嘔気や嘔吐
　　高血圧
　　睡眠障害
　　呼吸苦
　　貧血

③電解質異常（高カリウム血症）
　　「口のまわりがしびれる」、「胸が苦しい」、「身体がだるい」
　　(1) T波の尖鋭化とQT間隔の狭小化
　　(2) P波の消失
　　(3) QRS波の拡大
　　(4) QRS波、ST波およびT波の融合による2相性波形
　　(5) VF、VT

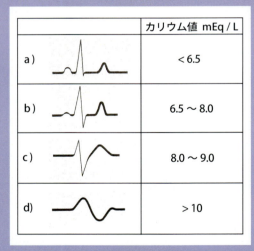

	カリウム値 mEq/L
a)	< 6.5
b)	6.5〜8.0
c)	8.0〜9.0
d)	> 10

高カリウムによる心電図変化
（綾部隆夫：基本心電図．医学書院，東京，1985による）

症例 30

Facilitator Training for POT (FTP)

難易度 **B**

■傷病者情報

覚　知	午後0時40分
傷病者	50歳　男性
主　訴	意識障害
通報者	バス運転手
現　場	○○県○○郡

　一般住宅（独居）からの救急要請。透析病院からの迎えのバス運転手が部屋を覗いたときに、布団の上で意識もうろうの傷病者を発見。直ちに救急要請を行った。
　運転手とはつきあいは長いが、詳細は知らない。通常使用している薬も見当たらない。ビール缶が数本テーブルの上にある。
　天候はやや強い雨、室温は20℃前後で、特に寒さや暑さはない。アルコール依存症で昨日も1人で飲んでいたらしい。

Q：本症例の疾患は何？

傷病者の外見・身体所見

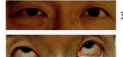
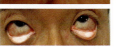
対光反射：正常

呼びかけに反応あり、苦しい
シャントあり

[体位による変動]

	血圧	心拍数	SpO2
仰臥位	80/40	120	95
下肢挙上	60/30	130	93
起坐位	100/60	110	97

心　音：I、II音とも正常
呼吸音：24回/分　背部を中心に吸気時に断続性、低調性ラ音

体温：36.4℃

リフィリングタイム：3秒

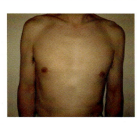
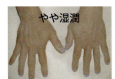
やや湿潤

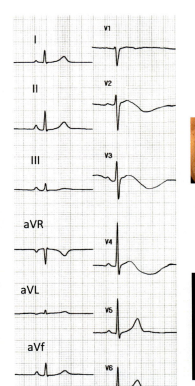
12誘導心電図

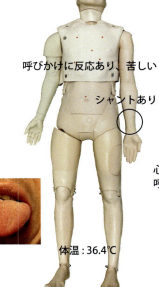
起坐位

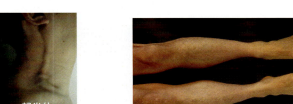

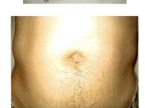
普通の硬さ。押さえたとき痛みなし

鑑別のポイント

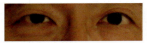
対光反射：正常

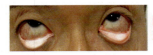
眼球結膜が白く、貧血が疑われる

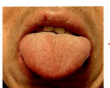
やや乾燥気味

	血圧	心拍数	SpO2
仰臥位	80/40	120	95
下肢挙上	60/30	130	93
起坐位	100/60	110	97

ショックバイタル、それも下肢挙上で血圧が回復しないので両心不全が疑われる(右心不全もありなので正しくは両心不全といえる)

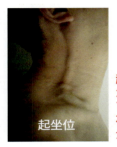
起坐位
起坐位でも頸静脈が怒張しているので、かなり容量負荷があるか両心不全が疑われる

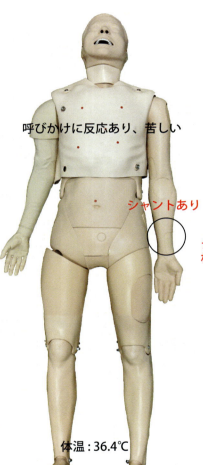
呼びかけに反応あり、苦しい
シャントあり
シャントがあるので維持透析中であると考えられる
体温：36.4℃

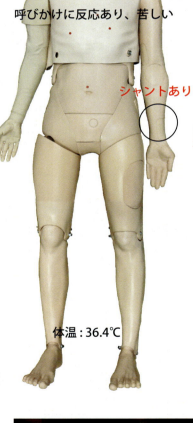
心音：I、II音とも正常
　→弁の異常は考えにくい
呼吸音：24回/分　背部を中心に吸気時に断続性、低調性ラ音→両心不全が疑われる

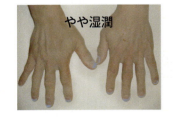
やや湿潤

リフィリングタイム：3秒
ショックが示唆される

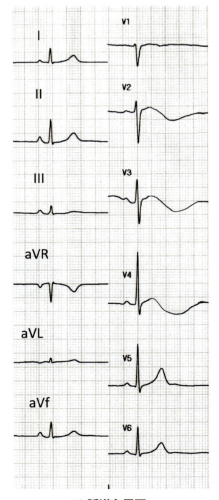
12誘導心電図
V2～V4に陳旧性の心筋梗塞がみられる

下肢にはそれほど浮腫がみられない。透析患者の多くは下肢の浮腫はない場合が多い

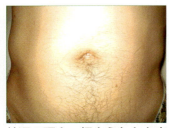
普通の硬さ。押さえたとき痛みなし

講義の進め方

救命士 A

救命士 B

F：この症例の病態を説明してください。

救命士 A：50歳、男性。意識障害の傷病者です。顔面蒼白で、チアノーゼがあります。起坐位でも外頸静脈が怒張しているので体内に水分が過剰な状態だと思います。

F：バイタルは？

救命士 A：ショックです。

F：ショックの原因はなんですか？

救命士 A：これは心原性ショックを疑っています。

F：心原性ショックを疑う根拠は？

救命士 A：肺野には断続性、低調性のラ音が聞かれます。左心不全を疑っています。

F：心電図や心音は？

救命士 A：心音は正常です。しかし、心電図は V2〜V4 で異常Q波がみられます。

F：それは何を意味しますか？

救命士 A：過去に心筋梗塞があったことを示します。

F：では心不全の原因は左室の機能不全ということですか？

救命士 A：この病態はうっ血性心不全だと思います。特に、この傷病者の場合は心機能が低いことに透析で水分が体内から出ないことも合わさって心不全になったと考えられます。

F：では処置は？

救命士 A：本来なら前負荷を減らすべきです。ですから、起坐位がよいかと思います。

F：低酸素については？

救命士 A：酸素を投与していくことで対処したいです。

F：この症例の病態を説明してください。

救命士 B：50歳、男性。意識障害の傷病者です。ショックバイタルです。眼球結膜が蒼白、シャントから維持透析中の傷病者と考えられます。

F：呼吸状態は？

救命士 B：背部から低調性、断続性ラ音が聞こえています。また、低酸素であるので、酸素投与して搬送します。

F：ショックの原因はなんですか？

救命士 B：これは腎臓機能が低下して体内の水分が排出されない状態です。俗にいううっ血性腎不全の状態です。

F：心機能はどうですか？

救命士 B：心音は正常と思います。しかし、心電図に関してははっきりしませんが、ST は上昇していないと思います。

F：では単純に容量負荷の状態なのですね？

救命士 B：アルコールを飲み過ぎていたのではないかと思います。

F：心機能は正常ですか？

救命士 B：心音は正常と思います。

F：体位変換の効果は？

救命士 B：下肢挙上したらショックがひどくなり、起坐位にするとかなり血圧が戻っています。左心不全の状態であると考えられます。

診断

大項目：泌尿器(腎臓)疾患　透析患者
中項目：心不全
小項目：うっ血性心不全による心原性ショック

診断の根拠となる所見

- ショックバイタル(5P)、起坐位で血圧上昇
- 肺野に断続性、低調性のラ音
- 起坐位での頸静脈怒張
- 心筋梗塞後の変化(12誘導心電図)
- 交感神経刺激症状(心拍数上昇、末梢循環不全)

考察

　心機能がもともと悪い透析患者の、一過性の容量負荷によるうっ血性心不全である。心機能が低いと容量負荷により心不全が増悪しやすい。両肺の低調・断続性のラ音(湿性ラ音)があり、場合によっては両心不全まで至ることがある。
　下肢の浮腫は、透析患者では急激に容量負荷が起こりやすく顕著でない場合が多い。異常Q波を伴う心電図が、心筋梗塞後で心機能の予備能力がないことを予想させる。注意しなければならないのは低血糖・高血糖、心筋梗塞(再発)、中枢神経系の出血がある。

指導のポイント

本症例で理解しなければならないのは、
①心原性ショックである
②原因が容量負荷にある
③心原性ショックの原因は陳旧性の左室前壁の心筋梗塞である
の3点である。

　心原性ショックは、まずショックバイタルからショックであることは答えられるであろう。その後原因は何かを聞いていく。肺野の断続性、低調性ラ音から肺水腫になっている。下肢挙上で血圧が低下して、逆に起坐位では血圧が上昇することから、既にフランク-スターリングの心機能曲線の下降しているところに位置していることを引き出す。
　傷病者にシャントがみられることより透析患者であることがわかる。外頸静脈が怒張しているのは一過性の容量負荷によるうっ血性心不全を示している。このことをしっかりと引き出すことが重要である。
　さらに、12誘導心電図を見てもらい、異常Q波を探してもらう。異常Q波が理解できていない場合が多いと思うが、そのときは時間が経過すると心筋梗塞の心電図所見は変化することを説明する。救命士は心筋梗塞ではSTが上昇するとしか理解していない傾向にあるが、本症例では時間が経過した陳旧性の梗塞もあることを学習させる。心機能が低く、容量負荷により左心不全が増悪したケースという結論を引き出すようにファシリテートする。

異常Q波

　aVR以外の誘導で認められる幅が広く、かつ深いQ波。通常、その幅が0.04秒以上、その深さがそれに続くR波の1/4以上のQ波。異常Q波は心筋壊死を反映、かつ梗塞治癒後も長く認められる。これを見つけたら心機能が低下していると考えた方がよい。

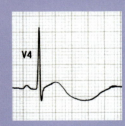

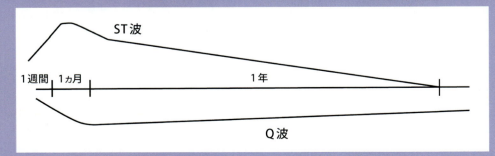

症例 31
Facilitator Training for POT (FTP)

難易度 C

■ 傷病者情報

覚　知	午後0時40分
傷病者	50歳　男性
主　訴	意識障害
通報者	隣人
現　場	○○県○○郡

　一般住宅(独居)からの救急要請。隣人が先日から、ふらふらして、身体がだるいと言っていたのが気になり部屋を覗くと、意識がもうろうとしているのを発見した。1週間前に激しい腹痛を伴った水様便(水っぽい下痢)が頻回に起こり、間もなく血便(血液の混じった下痢)があった。先日から頭痛、傾眠、不穏、多弁があり、壁に人の顔が見えるようなことを電話で話している。
　天候はやや強い雨、室温は20℃前後で、特に寒さや暑さはない。

Q：本症例の疾患は何？

傷病者の外見・身体所見

対光反射：正常

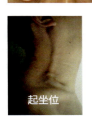
起坐位

呼びかけに反応するがすぐ眠ってしまう
心　音：Ⅰ、Ⅱ音とも正常
呼吸音：24回/分、背部を中心に吸気時に断続性、低調性

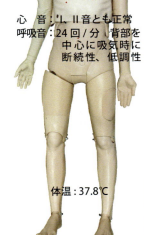
体温：37.8℃

[体位による変動]

	血圧	心拍数	SpO2
仰臥位	140/80	120	95
下肢挙上	120/90	130	93
起坐位	130/80	110	97

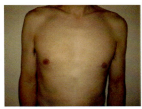

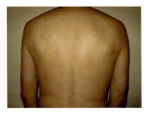

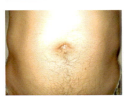
軟らかい。押さえたとき痛みなし

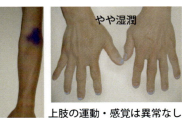
やや湿潤
上肢の運動・感覚は異常なし

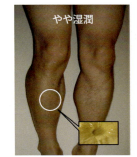
やや湿潤
下肢の運動・感覚は異常なし

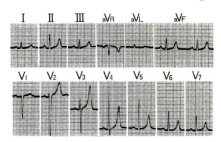
12誘導心電図
(和田 敬：新しい心電図とその解説.p329,図487,南山堂,東京,1973による)

リフィリングタイム：3秒

尿は昨日は出ていない

鑑別のポイント

一般住宅（独居）からの救急要請。隣人が先日から、ふらふらして、身体がだるいと言っていたのが気になり部屋を覗くと、意識がもうろうとしているのを発見した。1週間前に激しい腹痛を伴った水様便（水っぽい下痢）が頻回に起こり、間もなく血便（血液の混じった下痢）があった。先日から頭痛、傾眠、不穏、多弁があり、壁に人の顔が見えるようなことを電話で話している。天候はやや強い雨、室温は20℃前後で、特に寒さや暑さはない。

	血圧	心拍数	SpO2
仰臥位	140/80	120	95
下肢挙上	120/90	130	93
起坐位	130/80	110	97

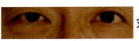
対光反射：正常
貧血

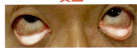
頸静脈の怒張。体内の循環血液量の増加
起坐位

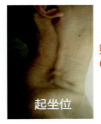
軟らかい。押さえたとき痛みなし

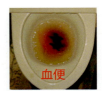
血便
尿は昨日は出ていない→乏尿

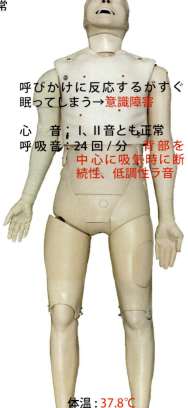
呼びかけに反応するがすぐ眠ってしまう→意識障害
心　音：I、II音とも正常
呼吸音：24回/分　背部を中心に吸気時に断続性、低調性ラ音
体温：37.8℃

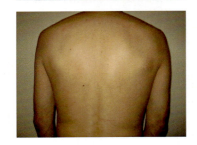

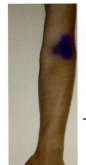
内出血
やや湿潤
上肢の運動・感覚は異常なし

リフィリングタイム：3秒

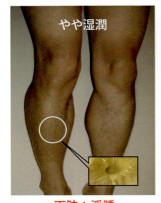
やや湿潤
下肢：浮腫
下肢の運動・感覚は異常なし

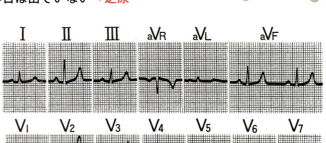
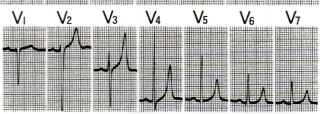

12誘導心電図：カリウム上昇

（和田　敬：新しい心電図とその解説．p329, 図487, 南山堂, 東京, 1973による）

講義の進め方

> 50歳男性、意識障害.
> 顔面蒼白でチアノーゼ
> 半坐位でも外頸静脈が怒張
> 1週間前に激しい腹痛、水様便
> 血便
> 頭痛、傾眠、不穏、多弁があり、壁
> に人の顔が見えるような幻視
> 心電図は高カリウム血症、テント状
> のT波
>
> 急性腎不全

救命士 A

> 50歳男性
> 意識障害
> 眼球結膜→蒼白(出血)
> リフィリングタイムが3秒と延長(プレショック)
> 呼吸：背部から低調性、断続性ラ音
> 腎臓機能が低下
> 下肢の浮腫や尿量の低下
> 急性腎不全の状態、
> 電解質異常
> 内出血などの出血傾向(血小板減少?)
> 溶血性尿毒症症候群

救命士 B

F：この症例の病態を説明してください。

救命士A：50歳、男性。意識障害の傷病者です。顔面蒼白で、チアノーゼがあります。起坐位でも外頸静脈が怒張しているので体内に水分が過剰な状態だと思います。隣人が意識もうろうとしているのを発見しています。1週間前に激しい腹痛を伴った水様便(水っぽい下痢)が頻回に起こり、間もなく血便(血液の混じった下痢)があった。先日から頭痛、傾眠、不穏、多弁があり、壁に人の顔が見えるような幻視があります。

F：バイタルは？

救命士A：ショックではないですが、ややそれに近い状態かと思います。

F：原因はなんですか？

救命士A：腎不全があるのは確かです。症状が多彩で説明がつきません。

F：心電図や心音は？

救命士A：心音は正常です。心電図は高カリウム血症に特徴的なテント状のT波がみられます。

F：血便は何を意味しますか？

救命士A：はっきりわかりませんが、貧血の原因ではないかと思います。なぜ出血しているのかは不明です。

F：腎不全の原因は？

救命士A：この病態はうっ血性心不全だと思います。特に、この傷病者の場合は水分が体内から出ないことも合わさって心不全になったと考えられます。

F：では処置は？

救命士A：本来なら前負荷を減らすべきです。ですから、起坐位がよいかと思います。

F：この症例の病態を説明してください。

救命士B：50歳、男性。意識障害の傷病者です。眼球結膜が蒼白で出血が疑われます。バイタルからはショックまではなっていないようですが、リフィリングタイムが3秒と延長していて、プレショックを疑います。

F：呼吸状態は？

救命士B：背部から低調性、断続性ラ音が聞こえています。また、低酸素であるので、酸素投与して搬送します。

F：原因はなんですか？

救命士B：これは腎臓機能が低下して体内の水分が排出されない状態です。下肢の浮腫や尿量の低下など俗にいう急性腎不全の状態です。

F：心機能はどうですか？

救命士B：心音は正常と思います。しかし、心電図に関してははっきりしませんが、STは上昇しています。電解質には異常があるのではないかと思います。

F：急性腎不全で電解質異常の状態ですか？

救命士B：そう見えます。ただ、内出血などの出血傾向がありそうです。血小板なども減少しているのではないでしょうか。

F：複雑な状態ですが原因としては何が考えられますか。

救命士B：腹痛から始まっている意識障害、1週間前に激しい腹痛を伴った水様便(水っぽい下痢)が頻回に起こり、間もなく血便(血液の混じった下痢)があるとのことです。血便があり、出血傾向、腎不全などを考えると溶血性尿毒症症候群ではないでしょうか。

診断

大項目：泌尿器疾患
中項目：急性腎不全
小項目：消化器感染 (O157) による尿毒症

診断の根拠となる所見

数日前に消化器症状があり、血便がみられる。その後、傾眠を伴う意識障害、浮腫、出血傾向、乏尿、心電図上のカリウム上昇を認める (12誘導心電図)。肺野に断続性、低調性のラ音、起坐位での頸静脈怒張があり、容量負荷があることが疑われる。

考察

本症例は急性腎不全の症状を呈した、消化器感染の患者である。このように消化器感染から腎不全、脳症に至るものでは O157 感染症が典型例として知られる。数日前に消化器症状 (腹痛、血便) がみられ、その後、傾眠を伴う意識障害、浮腫を伴う腎不全症状、出血傾向を認める。肺野に断続性、低調性のラ音、起坐位での頸静脈怒張があり、容量負荷があることが疑われる。

指導のポイント

① 急性腎不全を観察できる。
② 意識障害を把握できる。
③ O157 感染を類推できる。

急性腎不全では外頸静脈の怒張、下肢の浮腫などから、うっ血性心不全が存在していることがうかがわれる。しかし、心音など問題なく、心電図からは高カリウム血症が疑われる。
呼吸状態は背部から低調性、断続性ラ音が確認できる。意識障害や肺野の雑音などから急性腎不全であることは容易に想像がつくであろう。これらの観察ができているかどうかを確認しながら、ファシリテートしていく。
意識障害であるが、本症例は内出血が腕にあるので、脳内出血を考える救命士の人もいるかも知れない。瞳孔所見などや運動麻痺がないことなどから否定するかどうかは確認すべきである。眼球結膜が蒼白で貧血が疑われ、バイタルからはショックまではなっていないが、リフィリングタイムが 3 秒と延長していて、プレショックを疑うかどうかを確認する。複雑な状態だが原因は何か？ は必ず救命士に質問する。腹痛から始まっている意識障害、1週間前に激しい腹痛を伴った水様便 (水っぽい下痢) が頻回に起こり、間もなく血便 (血液の混じった下痢) がある、出血傾向、腎不全などを挙げると溶血性尿毒症症候群ではないかと考えられる救命士もいるはずである。

急性腎不全

急性腎不全の原因から腎前性、腎性、腎後性に分類。急性腎不全の程度によっては一時的に透析療法まで必要となるが、治療でもとの腎機能に戻る可能性は十分にある。

■腎前性急性腎不全 (最も多い原因の 1 つがショック)
心筋梗塞や大出血などによって血圧が急激に低下→腎臓を流れる血液が極端に減少し、尿の産生が低下。急性腎不全の原因は腎臓に十分な血液が流れてこないこと。治療方針は血圧を上げて、腎臓に十分な血液が流れるようにする。

■腎性急性腎不全 (クラッシュ症候群、O157 感染症)
腎臓に流れる血液が減少→腎臓の細胞が生きていくのに必要な酸素の運搬もなくなる→特に酸素不足に弱い尿細管細胞が壊死する (尿細管壊死)→尿細管が働かなくなれば、いくら糸球体が正常でも、ネフロンとしての働きができない→急性腎不全。治療方針→いくら血圧を上げて十分な血液を腎臓に流しても手遅れで、新しい尿細管細胞が生まれるまで、腎臓の働きは停止する (腎性急性腎不全)。尿細管細胞は毒性物質にも弱い。

■腎後性急性腎不全 (例：前立腺肥大)
尿閉塞→尿が出なくなる→腎臓の尿をつくる働きも停止→急性腎不全となる。治療→閉塞を取り除く。

●クラッシュ症候群 (挫滅症候群)

ガレキの下敷きになって筋肉が傷害され、筋肉の中から遊出したさまざまな物質が尿細管細胞を傷害して急性腎不全をきたす。

●O157 感染症

最初は胃腸炎症状 (発熱、吐き気、嘔吐、下痢、腹痛など) で発症。血便がほとんど。毒素による脳症のため、刺激に過敏になり、傾眠がみられる。重症の場合、痙攣を起こしたり、意識がなくなり死亡する場合もある。また血小板減少による出血傾向、貧血のために疲労感を訴えたり、顔色の悪化がみられ、急性腎不全になる。

(参照 日本腎臓学会：溶血性尿毒症症候群の診断・治療ガイドライン. www.jsn.or.jp/academicinfo/report/hus2013.pdf)

症例 32

Facilitator Training for POT (FTP)

難易度 **B**

■ 傷病者情報

覚　知	午前7時40分
傷病者	34歳　男性
主　訴	動悸・胸部不快感
通報者	通勤途中の他人
現　場	○○県○○市交差点

　○○県○○市交差点からの救急要請。通勤途中の会社員からの連絡。交差点で気分不良の傷病者がいるとの連絡。詳しいことは聞いていないが、気分不良と動悸を訴えている。昨日から熱っぽく、最近疲れていたとのこと。詳細は不明。

Q：本症例の疾患は何？

傷病者の外見・身体所見

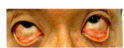
対光反射：正常

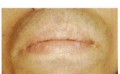

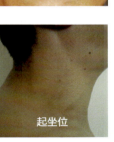
起坐位

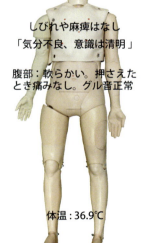
しびれや麻痺はなし
「気分不良、意識は清明」
腹部：軟らかい。押さえたとき痛みなし。グル音正常
体温：36.9℃

[体位による変動]

	血圧	心拍数	SpO2
仰臥位	100/60	160	96
下肢挙上	100/60	160	96
起坐位	100/60	160	96

心　音：正常　脈は不整
呼吸音：24回/分　正常
全身皮膚に発汗少しあり

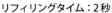
リフィリングタイム：2秒

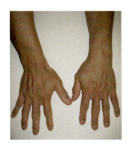

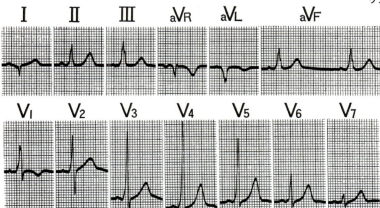

12誘導心電図　安静時
(和田 敬：新しい心電図とその解説. p155, 図241, 南山堂, 東京, 1973による)

発作時の心電図
(綾部隆大：基本心電図. p223, 医学書院, 東京, 1985による)

鑑別のポイント

《 気分不良時の頻脈以外正常所見 》

	血圧	心拍数	SpO₂
仰臥位	100/60	160	96
下肢挙上	100/60	160	96
起坐位	100/60	160	96

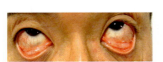
対光反射：正常

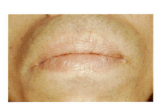

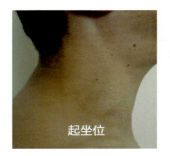
起坐位

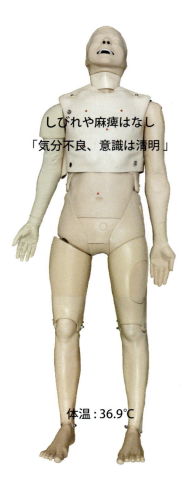
しびれや麻痺はなし
「気分不良、意識は清明」
体温：36.9℃

心　音：正常　脈は不整
呼吸音：24回/分　正常

全身皮膚に発汗少しあり
腹部：軟らかい。押さえたとき痛みなし。グル音正常

リフィリングタイム：2秒

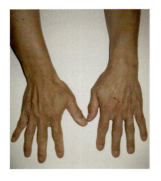

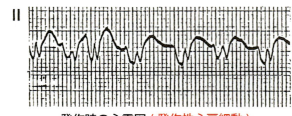
発作時の心電図（発作性心房細動）
(綾部隆夫：基本心電図. p223, 医学書院, 東京, 1985による)

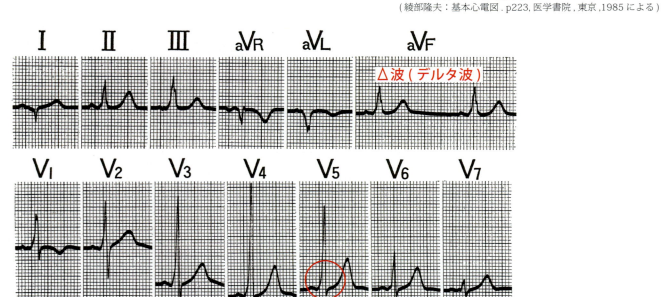
Δ波（デルタ波）
12誘導心電図　安静時
(和田 敬：新しい心電図とその解説. p155, 図241, 南山堂, 東京, 1973による)

講義の進め方

> 34歳 男性。気分不良
> 精神疾患。

  救命士 A

> 34歳 男性 気分不良
> 理学的所見：すべて正常
> 心電図でデルタ波を観察。
> 頻脈はWPW症候群が原因の
> PSVT

  救命士 B

F：この症例の病態を説明してください。

救命士A：34歳、男性。気分不良の傷病者です。頻脈発作で気分不良でしたが、現在は落ち着いています。

F：バイタルは？

救命士A：160と頻脈でしたが、今は問題ありません。

F：原因はなんですか？

救命士A：精神疾患だと思います。

F：心電図や心音は？

救命士A：心音は正常です。心電図も正常と思います。

F：頻脈は何を意味しますか？

救命士A：はっきりわかりませんが、不明です。ストレスかも知れません。

F：原因は？

救命士A：代謝性なのか電動異常なのか？　わかりません。

F：では処置は？

救命士A：特にいらないと思いますが、安心させることが重要だと思います。

F：この症例の病態を説明してください。

救命士B：34歳、男性。気分不良の傷病者です。頻脈発作で気分不良でしたが、現在は落ち着いています。

F：呼吸状態は？

救命士B：正常です。

F：原因はなんですか？

救命士B：明らかにデルタ波がみられますので、何かの原因で発作性上室性頻拍 (PSVT) になったのでしょう。

F：心機能はどうですか？

救命士B：心音は正常と思います。

F：処置は？

救命士B：特に必要ないと思います。

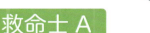

著者からのコメント ①　救命士が診断したらいけないの？

　基本的に臨床の現場では診断名を述べることは難しいと思います。しかし、POTでは積極的に診断名を問います。何故かというと、医療に診断は必要だからです。POTはシミュレーションですので、どんどん診断をしていいと私は思っています。

診断

大項目：循環器疾患
中項目：頻拍性不整脈
小項目：Wolff-Parkinson-White 症候群

診断の根拠となる所見

・頻拍発作
・心電図（デルタ波）

考察

　Wolff-Parkinson-White 症候群（WPW 症候群；早期興奮症候群）は最も一般的な副伝導路性上室性頻拍であり、約 1～3/1,000 名に発症する。
　WPW 症候群は主に特発性であるが、肥大型心筋症もしくはほかの型の心筋症、大血管転位、またはエプスタイン奇形の患者でより一般的にみられる。
　肥大型およびほかの型の心筋症により心房拡大を生じると、WPW 症候群の患者は心房細動を起こしやすくなる。
　ほとんどの患者は若年成人期または中年期に症状を呈する。
　典型的には、患者は突然発症して突然停止する速くて規則的な動悸のエピソードを有し、これはしばしば血行動態不全症状（例：呼吸困難、胸部不快感、浮遊感）を伴う。
　発作は数秒間だけで治まることもあれば、数時間継続することもある（稀に 12 時間を超える）。徴候は通常、心拍数が 160～240 拍/分であることを除いて特筆すべき点はない。多くのエピソードは治療前に自然に停止する。
（参考 http://merckmanual.jp/mmpej/sec07/ch075/ch075g.html?qt=PSVT%20&alt=sh）

指導のポイント

　頻拍発作があることより、発作性上室性頻拍（PSVT）などがまず頭に浮かぶと思われる。すぐ、12 誘導心電図でデルタ波が確認できるかどうかが問題である。
　救命士は ST のみに注意して、ほかの波形の異常を見落とす傾向がみられる。これを丁寧に指導する。

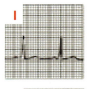
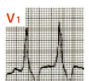
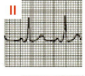
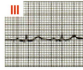
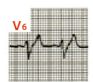

第 I、II、III、V₁、および V₆ 誘導は WPW 症候群の古典的特徴を示し、洞調律中に PR 間隔短縮およびデルタ波を伴う。

（参考：http://merckmanual.jp/mmpej/sec07/ch075/ch075g.html?qt=PSVT%20&alt=sh）

迷走神経刺激による頻脈のコントロール

　迷走神経反射を利用して頻脈を改善すること。例としてバルサルバ法、片側頸動脈洞マッサージ、氷水に顔をつける、氷水を飲み込むなどがある。
　頻脈時は、特に早期に用いると頻拍性不整脈を停止させうるために、一部の患者はこれらの方法を自宅で用いている場合もある。
　バルサルバ法以外の手技の有効性はそれほど高いものではないといわれている（Mehta, et al：Lancet 1(8596)：1181-1185,1988, Waxman, et al：Am J Cardiol 46(4)：655-664, 1980）。
　右の頸動脈洞が洞房結節を支配していることが多いので、片側頸動脈洞マッサージは右で行うべきである。なお、頸動脈に雑音が聞こえる、心室頻拍や脳卒中、最近の心筋梗塞などの場合には行わない。

著者からのコメント ②　POT では口論してもよい？

　日本の文化では相手を論破することは難しいと思います。ましてや階級制度がある社会ではなおさらではないでしょうか。しかし、POT はそういうことを度外視してディスカッションすることを望んでいます。ディスカッションが上手になれば理解する能力も高まります。POT ではなるべく活発な論議を行えるようにしていくことが大切です。

症例 33

Facilitator Training for POT (FTP)

難易度 A

■傷病者情報

覚　知	午前7時40分
傷病者	74歳　男性
主　訴	めまい・意識消失
通報者	通勤途中の他人
現　場	○○県○○市交差点

　○○県○○市交差点からの救急要請。通勤途中の会社員からの連絡。交差点で気分不良の傷病者がいるとの連絡。詳しいことは聞いていないが、気分不良で意識がもうろうとしている。脱力する感じで倒れ込んだらしい。詳細は不明。搬送中に糖尿病だと片言で言っていた。

Q：本症例の疾患は何？

傷病者の外見・身体所見

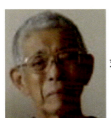
対光反射：正常

起坐位

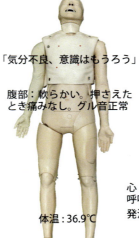
「気分不良、意識はもうろう」

腹部：軟らかい。押さえたとき痛みなし。グル音正常

心音：正常　脈は不整
呼吸音：24回/分　正常
発汗少しあり

体温：36.9℃

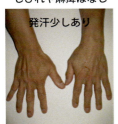
しびれや麻痺はなし
発汗少しあり

リフィリングタイム：3秒

[体位による変動]

	血圧	心拍数	SpO2
仰臥位	60/30	30	96
下肢挙上	70/40	30	96
起坐位	55/35	30	96

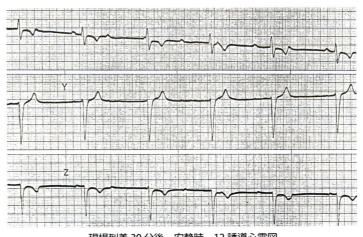

現場到着30分後　安静時　12誘導心電図

(綾部隆夫：基本心電図. p214, 図24-13, 医学書院, 東京, 1985による)

鑑別のポイント

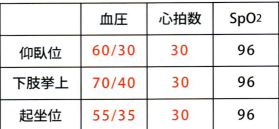

	血圧	心拍数	SpO2
仰臥位	60/30	30	96
下肢挙上	70/40	30	96
起坐位	55/35	30	96

ショックバイタル　高度徐脈

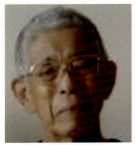

対光反射：正常

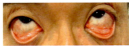

貧血はなし

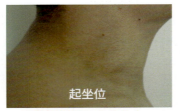

起坐位
頸静脈怒張はみられない

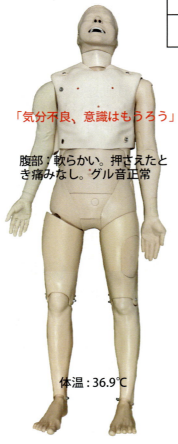

「気分不良、意識はもうろう」

腹部：軟らかい。押さえたとき痛みなし。グル音正常

体温：36.9℃

心　音：正常　脈は不整
呼吸音：24回/分　正常
発汗少しあり

しびれや麻痺はなし
発汗少しあり

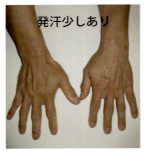

リフィリングタイム：3秒
末梢循環不全

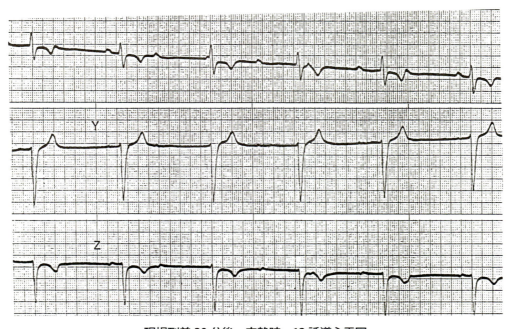

現場到着30分後　安静時　12誘導心電図
高度徐脈（完全房室ブロック）

(綾部隆夫：基本心電図. p214, 図24-13, 医学書院, 東京, 1985による)

講義の進め方

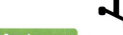

[救命士Aのホワイトボード]
74歳 男 めまい、意識消失
通行人から119
JCS Ⅰ桁　会話ABCD
発汗 少しあり
徐脈　ECG Ⅲ度ブロック
リフィリング 3sec　　HR 31
T-Loc　　　　　　　BP 58/39
　↓　　　　　　　　SpO2 ✓
徐脈で→Ⅲ度　　　　RR 24
　　　　　　　　　　BT 36.9℃

[救命士Bのホワイトボード]
74歳、男　　めまい、意識消失
　　　　　　脱力
JCS-2~3
A OK
B
C ショック
D OK

ECG－高度徐脈　　Ⅲ度AVブロック
アダムスストークス発作　TCP
　　　　　　　　　　　SSS

救命士A

F：この症例の病態を説明してください。

救命士A：74歳、男性。徐脈発作で気分不良の傷病者です。意識はもうろう状態です。

F：バイタルは？

救命士A：ショックバイタルです。

F：原因はなんですか？

救命士A：洞機能不全だと思います。

F：心電図や心音は？

救命士A：心音は正常です。心電図は明らかな洞機能の不全を示しています。

F：ショックの分類は？

救命士A：心原性ショックといえるでしょう。

F：原因は？

救命士A：はっきりわかりませんが、さまざまな疾患でみられると思います。

F：では処置は？

救命士A：輸液を考えたいですが、心原性ショックなのでできないかなと思います。

F：しかし、心不全はないですよね。

救命士A：確かに心不全はないです。

F：輸液の効果はありますか？

救命士A：下肢挙上で少し改善しているので、改善する可能性はあります。

救命士B

F：この症例の病態を説明してください。

救命士B：74歳、男性。徐脈発作で気分不良の傷病者です。意識はもうろう状態です。心原性ショックの状態だと考えられます。

F：バイタルは？

救命士B：ショックバイタルです。高度徐脈で緊急度、重症度共に高いと考えます。

F：原因はなんですか？

救命士B：洞機能不全だと思います。

F：心電図や心音は？

救命士B：心音は正常です。呼吸音も正常です。心不全の状態ではないと思います。

F：ショックの分類は？

救命士B：心原性ショックと考えますが、心不全ではないので、従来の心不全とは少し違うかなと思います。

F：では処置は？

救命士B：輸液を考えたいです。中枢神経系に酸素が届いていないので、意識がもうろうとなっているんだと考えます。

F：しかし、心不全はないですよね。

救命士B：確かに心不全はないです。しかし、このままでは徐脈が進んだときには心機能停止といえる状態までなるのではないかと思います。エピネフリンがもしそのときに可能ならと思います。いかがでしょうか？

F：救命士の処置を超えているのでは？

救命士B：そこは迷うところです。

診断

大項目：循環器疾患
中項目：徐脈性不整脈
小項目：洞不全症候群

診断の根拠となる所見

・高度徐脈発作
・心電図（徐脈）

考察

　洞結節機能不全とは、生理学的に不適切なレートでの心房興奮を引き起こす多くの状態を指す。
　症状はほとんどないか、または脱力感、動悸、失神が生じる。診断は心電図により行われる。症状のある患者はペースメーカーを必要とする。

・洞結節機能不全→不適切な洞性徐脈
・徐脈と心房性頻拍が交代で生じる不整脈（徐脈頻脈症候群）
・洞停止ならびに洞房結節ブロック
　洞結節機能不全は主に高齢者、特に別の心疾患または糖尿病を有する高齢者に発症する。

　本症例は洞結節活動の一時的な休止であり、心電図では数秒から数分間のP波消失として認められる。通常は、洞停止により心房または接合部で補充活動が誘発されて心拍数および心機能が維持されるが、心停止時間が長いとめまいや失神をきたす。

《洞結節機能不全の原因》
・特発性洞房結節線維化
・薬物
・迷走神経緊張亢進
・虚血性障害
・炎症性障害

(http://merckmanual.jp)

指導のポイント

①徐脈に対する考え方
②それに対する処置
を中心に指導する。

　洞結節機能不全とは、脱力感、動悸、失神が生じる。頻度的には少ないが場合によっては心停止に至る可能性がある。
　治療としてはペースメーカーを必要とする場合が多いので、病院連絡では高度徐脈であることを報告する。
　処置としては、輸液をどうするのか、体位についてはどうするのか自由に議論してもかまわない。
　洞結節機能不全の原因はさまざまあるが、その中で低血糖があることは講義の中で触れるべきである。血糖測定に言及してもかまわない。

余談

　この症例は、筆者の父親である。原因は心サルコイドーシスによるもので、即日入院でペースメーカーの手術が行われた。サルコイドーシスは1869年に英国の皮膚科医 J Hutchinson が皮膚病変を見い出したことに始まり、その後、眼、耳下腺、神経、肺など多臓器において病変の存在が報告され全身性疾患であることが認識されるようになったが、心病変は1929年に米国 M Bernstein により初めて報告された。致死的不整脈や重症心不全を生じ、時に突然死の原因ともなり、心病変の有無はサルコイドーシス患者の予後を大きく左右する。特に本邦では欧米に比してその合併頻度が高いが、ステロイド治療により心病変の進展を抑制する効果が期待できることから、早期に的確に診断されることが重要である（日本サルコイドーシス学会誌 28: 15-24, 2008）。

低血糖症状と徐脈

　低血糖の症状として脈拍数の変化は重要な所見である。
　交感神経刺激症状としては顔面蒼白、冷汗、低体温、振戦、頻脈、高血圧、瞳孔拡大があるが、これらの症状には個人差があり、また血糖の値の落差によると考えられる場合もあり、血糖値が70mg/dLでも症状を訴えることもある。
　また、血糖値が50mg/dL以下になると中枢神経系の機能低下による症状として頭痛、かすみ目、一過性複視、異常知覚、空腹感、嘔気、倦怠感、眠気があり、他覚所見としては意識障害、錯乱、奇異行動、発語困難、興奮、せん妄、嘔吐、傾眠、失語、失調、眼振、麻痺、痙攣、昏睡、浅呼吸、徐脈が出現する。
　高齢者では血糖が徐々に低下する場合は交感神経刺激症状が現れにくく、中枢神経症状や精神症状が主として現れる。

症例 34

Facilitator Training for POT (FTP)

難易度 C

■傷病者情報

覚　知	午前7時40分
傷病者	34歳　男性
主　訴	動悸・胸部不快感・気分不良
通報者	通勤途中の他人
現　場	○○県○○市交差点

○○県○○市交差点からの救急要請。通勤途中の会社員からの連絡。交差点で気分不良の傷病者がいるとの連絡。詳しいことは聞いていないが、動悸・胸が苦しいと言っているとのこと。昨日から熱っぽく、最近疲れていたとのこと。詳細は不明。

Q：本症例の疾患は何？

傷病者の外見・身体所見

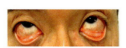
対光反射・眼球運動：正常

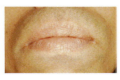

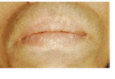
起坐位

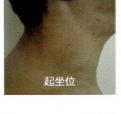

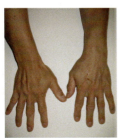

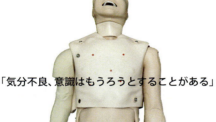
「気分不良、意識はもうろうとすることがある」

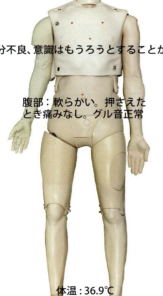
腹部：軟らかい。押さえたとき痛みなし。グル音正常

心　音：正常　脈は不整
呼吸音：24回/分　正常
発汗少しあり
しびれや麻痺はなし

リフィリングタイム：2秒

体温：36.9℃

[体位による変動]

	血圧	心拍数	SpO2
仰臥位	100/60	90	96
下肢挙上	100/60	90	96
起坐位	100/60	90	96

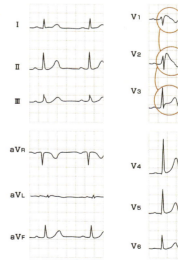

胸部誘導心電図
現場到着30分後　安静時

(鈴木祥司：Brugada症候群．心電図の読み方パーフェクトマニュアル，渡辺重行，山口巖(編)，p184，羊土社，東京，2006による)

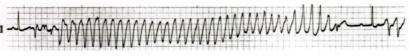
現場到着時　心電図

鑑別のポイント

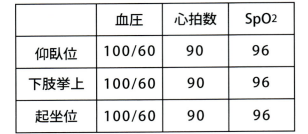

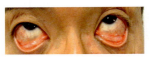
対光反射・眼球運動：正常

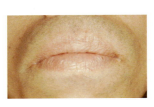

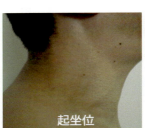
起坐位

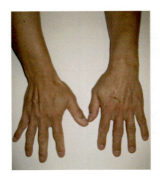

リフィリングタイム：2秒

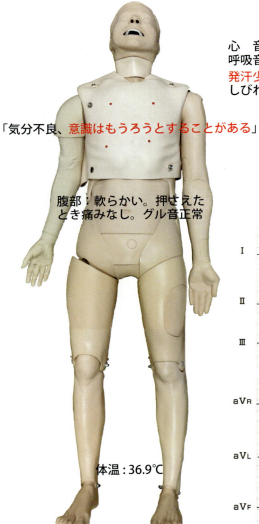

心　音：正常　脈は不整
呼吸音：24回／分　正常
発汗少しあり
しびれや麻痺はなし

「気分不良、意識はもうろうとすることがある」

腹部：軟らかい。押さえた
とき痛みなし。グル音正常

体温：36.9℃

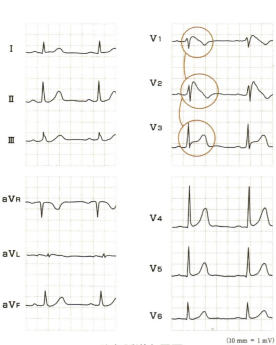

胸部誘導心電図
現場到着30分後　安静時

(鈴木祥司：Brugada症候群．心電図の読み方パーフェクトマニュアル，渡辺重行，山口巌(編)，p184，羊土社，東京，2006による)

《 発作以外は無症状 》

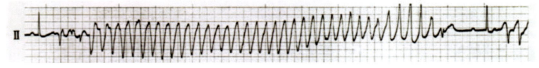

現場到着時　心電図
VF発作、V₁、V₂でSTに特異的な形

講義の進め方

> 34歳 男性。気分不良
> STの上昇、心筋梗塞が疑われる
> たぶん、異型狭心症ではないか？

 救命士 A

> 34歳 男性 気分不良
> 理学的所見：全て正常
> 心電図でST上昇を観察
> ブルガダ症候群？？
> 以前、これと似た症例を搬送している。

 救命士 B

F：病態を説明してください。

救命士 A：突然の VF 発作での意識障害です。

F：ほかにはないですか？

救命士 A：ほかの理学的所見は問題はありません。

F：原因はなんだと思いますか？

救命士 A：V_1、V_2 の ST 上昇から心筋梗塞ではないかと思います。

F：胸痛発作はないですね。

救命士 A：ありません。

F：年齢的にも若くないですか？

救命士 A：確かに年齢的には若いのですが、異型狭心症ということも考えられます。

F：時々意識障害があるようですが。

救命士 A：これも異型狭心症に当てはまるのかなと思います。

F：処置は？

救命士 A：特にありませんが、AED を装着して搬送します。

F：病態を説明してください。

救命士 B：突然に起こった VF です。その他の症状は特にありません。

F：原因は？

救命士 B：まず考えられるのは心筋梗塞などの虚血性心疾患です。ほかは WPW 症候群のような不整脈を惹起しやすい伝導異常です。確かに心電図では ST の上昇がみられますが、これは波形がどうもおかしいような気がします。また、胸痛などの症状がないのもおかしく感じます。デルタ波は観察されていませんので、WPW 症候群ではないようですね。

F：ではどう考えますか？

救命士 B：私が以前搬送した傷病者がこうでした。この方は若くてやはり VF で意識消失した方で、AED で助かった症例です。

F：その方の診断は？

救命士 B：たしか、Brugada 症候群だったと思います。

F：詳しく説明してください。

救命士 B：残念ながら、詳細は知らないのです。

著者からのコメント ③　医学は日進月歩

　Brugada 症候群は私が医学生の頃にはまったく知られていない(見つかっていない)症候群でした。しかし、医師になって初めて勉強して「へえー、こんな病気がまだ見つかっていなかったんだ」と驚いたものです。医学は日進月歩です。胃癌とヘリコバクターピロリ菌の関連や子宮頸癌とパピローマウイルスの関連などのように、これからも新しい知識が出てくるでしょう。日々そういう情報を仕入れるようにしたいものです。

診断

大項目：循環器疾患
中項目：心室細動
小項目：Brugada 症候群

診断の根拠となる所見

VF 発作

考察

1992 年、Brugada P, Brugada J により安静時の 12 誘導心電図で右脚ブロックパターンを呈し、複数の右側胸部誘導 (V₁〜V₃) で心筋梗塞を思わせる ST 上昇を示し、明らかな心疾患を認めず、電解質異常、QT 延長もなく心室細動発作をきたした 8 症例が報告された。Brugada らはこの心電図学的特徴を有する症例をまとめ、心電図学的所見と心室細動を関連づけた。この特異な心電図所見を呈する傷病者群は、今日では報告者の名をつけ Brugada 症候群と呼ばれる。

Brugada 症候群に特徴的とされる心電図所見は、時に正常化することもあり、その診断的価値について議論がなされている。失神・心肺蘇生の既往のある症例への植込み型除細動器 (implantable cardiovertor defibrillator；ICD) の使用についてである。Brugada 症候群の診断は、その特徴的な心電図所見 (不完全右脚ブロック型で右側胸部誘導 V₁〜V₃ で coved 型の ST 上昇) をみることが重要である。2002 年 11 月にヨーロッパ心臓病学会から提唱された「Brugada 症候群の診断基準」が広く利用されているが、心電図所見は単なる ST 上昇ではなく、典型的な coved 型の ST 上昇が重要と考えられ、明らかな coved 型 ST をみないものは Brugada 症候群とは診断しない立場をとっている。

この診断基準では、coved 型で J 点における電位が ≧ 2mm(0.2mV)、T 波が陰性などの特徴を示すものを type 1 として Brugada 症候群の特徴的心電図所見としている。

Type 1 心電図に加え、① VF の確認、② 自然停止する多形性心室頻拍、③ 突然死 (45 歳以下) の家族歴、④ coved 型 ST 上昇の家族歴、⑤ 電気生理学的検査での VF 誘発、⑥ 失神発作、または ⑦ 夜間苦悶様呼吸、のうち 1 つ以上を認める場合に症候群と診断される。

指導のポイント

典型的な Brugada 症候群から印象を残すようにすることである。
確かに ST の上昇から狭心症などの急性冠症候群を想定することが多いと予想される。時間をかけてこの辺りを自由に話してもらうことが大事である。手元に辞書やタブレット端末など ICT などがあれば、検索ソフトで自由に検索させるのも印象を深める手段である。

Brugada 症候群の疫学

- 男女比が 9：1 と男性に多い。
- 血縁者に突然死を認める人が 2 割程度いることが報告されている。
- 一部には遺伝子異常がかかわっていることが判明している。
- 典型的な Brugada 症候群 (Type 1) は全人口の 0.05〜0.2%程度と報告されており、アジア人に多い。
- 多くは無症候性と考えられるが、無症候性 Brugada 症候群では突然死などのイベント発生率が年 0.3〜4%であるのに対し、心停止や心室細動の既往のある症候性 Brugada 症候群はイベント発生率が年 10〜15%と報告されている。

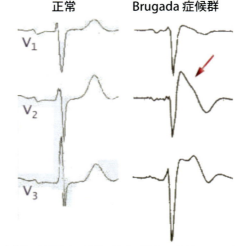

(参考文献；循環器病の診断と治療に関するガイドライン (2005－2006 年度合同研究班報告) 日本循環器学会, 日本心臓病学会, 日本心電学会, 日本不整脈学会：QT 延長症候群 (先天性・二次性) と Brugada 症候群の診療に関するガイドライン)

Brugada 症候群の患者は AED が家庭に必要なのか？

職場の健診の際、心電図異常があり、専門病院を受診して心電図検査などを受けたところ、Brugada 症候群と診断が確定した場合はどうすればよいのでしょうか？ という質問を受ける。もし、症状がなく、家系的にも急死した人はいない人で電気生理学的検査が陽性であったときには、事故の起こる確率は 17%といわれている。つまり、ICD が必要となる確率は 17%である。ICD を入れても 8 割は使われることがないといわれる。ICD を入れない場合には、これだけの頻度で事故が起こることをあらかじめ覚悟して、家人に訓練を受けておいてもらい、職場と家庭に AED を備えておくことが望ましいと日本心臓財団のウェブサイトにも出ている。AED が普及すればこのような方の突然死が予防できる。

症例 35

Facilitator Training for POT (FTP)

難易度 A

■傷病者情報

覚　知	午後3時40分
傷病者	28歳　男性
主　訴	意識障害
通報者	登山者
現　場	山梨県河口湖

傷病者は28歳、男性。初冬の午後3時過ぎ、登山中の観光客が車の中に意識がない人がいることに気がつき通報。呼びかけてもまったく反応はなし。特に自殺の様子はない。昨晩、こちらで宿泊した様子。食事や飲酒の跡がある。外気温3℃である。

Q：本症例の疾患は何？

傷病者の外見・身体所見

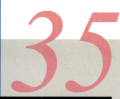
対光反射：反応が鈍い
瞳孔径：3mm、左右差なし

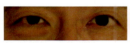

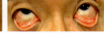
呼びかけに反応しない

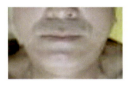
半坐位

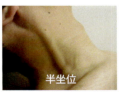
かなり冷たい

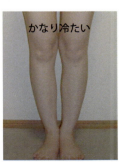
受動的な動きは問題なし

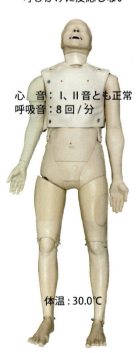
心　音：I、II音とも正常
呼吸音：8回/分
体温：30.0℃

[体位による変動]

	血圧	心拍数	SpO2
仰臥位	80/40	30	測定不能
下肢挙上	86/45	30	測定不能
起坐位	74/40	30	測定不能

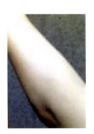

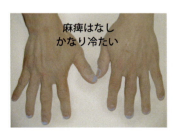
麻痺はなし
かなり冷たい

リフィリングタイム：4秒

時にVPCがみられる

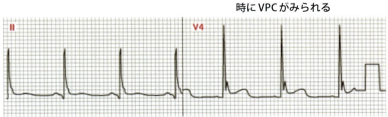
現場到着時　心電図

鑑別のポイント

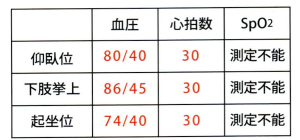

	血圧	心拍数	SpO2
仰臥位	80/40	30	測定不能
下肢挙上	86/45	30	測定不能
起坐位	74/40	30	測定不能

徐脈

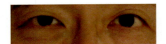

対光反射：反応が鈍い
瞳孔径：3mm、左右差なし

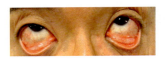

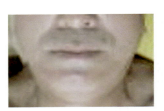

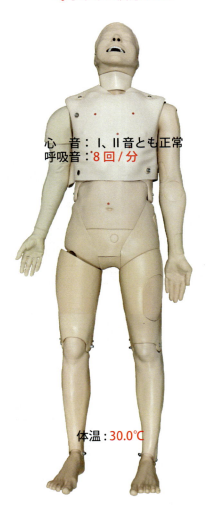

呼びかけに反応しない

心　音：I、II音とも正常
呼吸音：8回/分

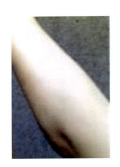

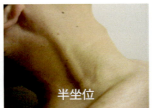

半坐位
正常範囲

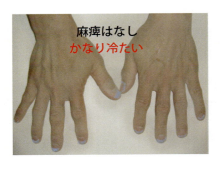

麻痺はなし
かなり冷たい

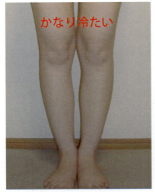

かなり冷たい

受動的な動きは問題なし

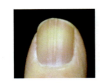

リフィリングタイム：4秒→循環不全

体温：30.0℃

時にVPCがみられる

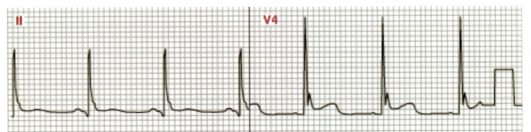

現場到着時　心電図

低体温時の心電図所見
① 洞頻度の進行性緩徐化
② PR間隔、QT間隔延長
③ J波の出現

講義の進め方

【ホワイトボード 救命士A】
低体温（偶発的）
昏睡状態、瞳孔は反応の遅延、
呼吸数、心拍数低下する
心電図上 J 波

【ホワイトボード 救命士B】
低体温 偶発的
意識障害
瞳孔は反応の遅延、
呼吸数、心拍数低下する
心電図上 J 波
原因は不明、低血糖もあり

救命士 A

F：病態を説明してください。

救命士A：低体温です。

F：では低体温の理学的所見でこの症例に現れている症状をすべて挙げてください。

救命士A：昏睡状態、瞳孔は反応の遅延、呼吸数、心拍数低下、心電図上J波の出現などです。

F：原因はなんだと思いますか？

救命士A：何か薬物中毒や低血糖、アルコールなどさまざまな原因が考えられます。

F：処置はどうしますか？

救命士A：最優先されるのは、保温です。濡れた衣服を脱がせ、傷病者を毛布に包み、頭を覆ってさらなる熱損失を防止します。

F：ほかに注意することはないですか？

救命士A：体位交換時は不整脈を起こすことが考えられます。

F：血糖測定はどうしますか？

救命士A：可能性としてあると思います。糖尿病の既往など明らかな場合は考慮したいと思います。

救命士 B

F：病態を説明してください。

救命士B：偶発性低体温です。

F：では低体温の理学的所見でこの症例に現れている症状をすべて挙げてください。

救命士B：意識障害、対光反射が反応が鈍い、呼吸数、心拍数低下、心電図上J波の出現などです。また、全身の体温低下です。

F：もし、このまま心停止になったらどうしますか？

救命士B：胸骨圧迫は行います。もちろん、気道管理も行います。除細動に関しては行わないと思います。

F：それはどうしてですか？

救命士B：体温が低いと除細動は困難であるといわれているからです。体温が28℃以上となるまで延ばすのがよいと思います。ただ本症例は体温が30℃なので行うことも可能だと思います。

F：積極的な復温はどうでしょうか？

救命士B：可能であればと思いますが、現実的には難しいと思います。

前徴	36.5～35℃	意識は正常。手の細かい複雑な動きができない。さむけ、ふるえが始まる。
軽症	35～33℃	無関心状態、すぐ眠る。歩行よろめく。口ごもる話しぶり。ふるえ最大。
中等症	33～32℃	会話がのろい。閉じこもる。逆行性健忘。意思不明。運動失調。
	31～30℃	錯乱状態。支離滅裂。次第に応答しなくなる。ふるえ停止。歩行や起立は不可能。
重症	30～28℃	半昏睡状態。瞳孔散大。心拍、脈拍微弱。呼吸数は半分以下。
	28～25℃	昏睡状態。心室細動。
	25℃以下	腱反射消失。仮死状態。
	20℃以下	脳波消失。心停止。
	＊16℃	救命し得た成人の偶発性低体温症の最低体温。

診断

大項目：意識障害
中項目：低体温

診断の根拠となる所見

・外部環境
・意識障害
・低体温

考察

　低温環境の過程から診断は可能である。低体温症(hypothermia)とは深部体温(直腸温、膀胱温、食道温、肺動脈温など)が35℃以下に低下した状態を指す。事故や不慮の事態に起因する低体温を、低体温麻酔のように意図的に低体温とした場合と区別するために、偶発性低体温症(accidental hypothermia)と呼ぶ。
　低体温症の原因には、①寒冷環境、②熱喪失状態、③熱産生低下、④体温調節能低下、などがあり、これらが単独あるいは複合して発症する。具体的には山岳遭難、水難事故、泥酔、薬物中毒、脳血管障害、頭部外傷、幼少児、高齢者、路上生活者、広範囲熱傷、皮膚疾患、内分泌疾患(甲状腺・下垂体・副腎などの機能低下)、低血糖、低栄養などで起こりやすい(参考：日本救急学会医学用語解説集)。本症例では症状の発現を引き起こしうる原因については考慮すべきである。

指導のポイント

　低温環境の過程から診断は簡単である。よって偶発的な低体温の臨床症状を復習するようにファシリテートする。特に心電図所見については必ず質問する。
　また、処置の除細動については低体温では必須な知識である。低体温の原因はさまざまであるが、基礎疾患があることが背景になっているので、そのことを質問する。酩酊も原因では多いのでアルコール中毒で話題にするのもよい。

J波よもやま話

・Osborn (1953)は、アシドーシスを起こした低体温のイヌにおいて、この波を報告し、心室細動に極めて移行しやすいことを報告。J波の呼称として Osborn 波とも呼ばれる。
・J波が出現する病態
　①低体温、②中枢神経障害(くも膜下出血)、③脳障害、脳死時、④交感神経破壊を伴う頸部根治手術後、⑤心停止後の蘇生術中、⑥左側頸胸部交感神経刺激、⑦Brugada症候群

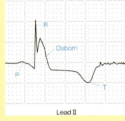

■低体温症の原因

原因	集計	
疾病	116	52%
溺水	11	
酩酊	25	
交通外傷	4	
遭難	2	48%
薬物中毒	14	
その他の外傷	32	
その他の不慮の事故	11	
薬物中毒以外の自殺企図	8	
不明	66	
(空白)	27	
総計	316	

(日本救急医学会誌：24：377-389,2013による)

低体温の症状

　低体温傷病者が心停止に至っていない場合、利用可能な方法で傷病者を温めることに注意を注ぐ。すべての手技を優しく行う。体位の変化で突然、心室細動(VF)となるリスクがある。
　低体温傷病者が心停止にある場合、脈や呼吸の検出が難しいが、呼吸を評価しその後脈拍を30～45秒かけて評価し呼吸停止、無脈性心停止または心肺蘇生(CPR)が必要になるほど重度の徐脈であることをはっきりさせる。
　傷病者が呼吸をしていない場合、直ちに救助呼吸を開始する。もし可能であれば、バッグマスク換気に温めた(42～46℃)加湿酸素を用いる(これは車内でも難しいが)。
　傷病者が無脈で循環の徴候がない場合、直ちに胸骨圧迫を開始する(脈がないという疑いが少しでもあれば、圧迫を開始する)。
　重症低体温傷病者にどの体温で最初に除細動を行うか、および何回除細動を行うかは確立されていない。しかし心室頻拍(VT)またはVFがある場合、除細動はすべきである。VFが同定されれば、1回のショックの後直ちにCPRを再開する。傷病者が1回のショックに反応しない場合、さらなる除細動は延期し、除細動を繰り返す前に救助者はCPRの継続および30～32℃の範囲に再加温することに集中する。核心温が30℃未満なら、再加温がなされるまで正常洞調律に回復させるのは難しい。
　傷病者のさらなる核心温の低下を防ぐため、濡れた衣服を取り除き外部への露出を避ける。できる限りこれらは一次救命処置(BLS)の最初の段階から行うべきである。これらの初期段階を経たうえでの、屋外での重症低体温(体温30℃未満)の治療には議論の余地がある。治療者は(屋外では)核心温の評価または積極的再加温を開始する時間も道具もないが、これらを実施可能になれば実施すべきである(Circulation 112：IV-136-IV-138,2005を一部改変)。

症例 36

Facilitator Training for POT (FTP)

難易度 A

■傷病者情報

覚　知	午後3時40分
傷病者	28歳　男性
主　訴	意識障害
通報者	通行人
現　場	○○県○○郡

　傷病者は28歳、男性。初夏の午後3時の公園。気温は30℃であるが、雨上がりで湿度が高い状態。散歩中の通行人からの通報。近くの公園で倒れているのを、公園に遊びにきていた人に発見される。ふらふらして倒れ込んで、意識消失したとのこと。朝から、運動していたようである。

Q：本症例の疾患は何？

傷病者の外見・身体所見

[体位による変動]

	血圧	心拍数	SpO₂
仰臥位	80/40	150	91
下肢挙上	86/45	140	91
起坐位	74/40	140	94

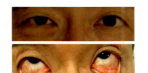
対光反射：正常
瞳孔径：3mm、左右差なし

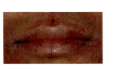

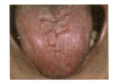
舌部

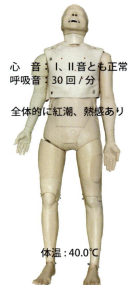
呼びかけに反応しない
心　音：I、II音とも正常
呼吸音：30回／分
全体的に紅潮、熱感あり
体温：40.0℃

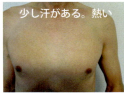
少し汗がある。熱い
胸部所見

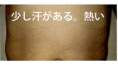
少し汗がある。熱い
腹部所見

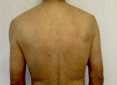
背部所見

リフィリングタイム：3秒

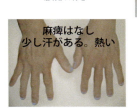
麻痺はなし
少し汗がある。熱い

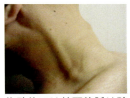
仰臥位では外頸静脈は確認できない

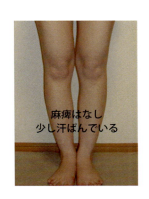
麻痺はなし
少し汗ばんでいる

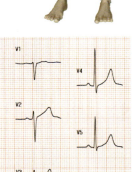
12誘導心電図

鑑別のポイント

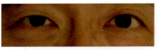
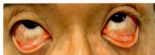

対光反射：正常
瞳孔径：3mm、左右差なし

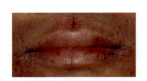
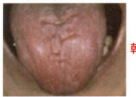

舌部　乾燥

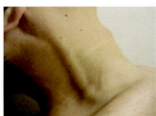

仰臥位→半坐位では外頸静脈は確認できない→循環血液量の減少

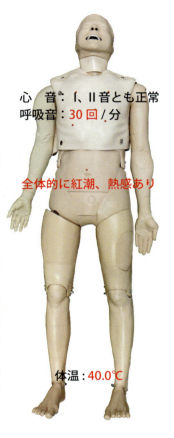

呼びかけに反応しない

心　音：Ⅰ、Ⅱ音とも正常
呼吸音：30回/分

全体的に紅潮、熱感あり

体温：40.0℃

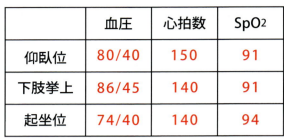

	血圧	心拍数	SpO2
仰臥位	80/40	150	91
下肢挙上	86/45	140	91
起坐位	74/40	140	94

循環血液量減少性ショック

《全身にみられる発汗、熱感》

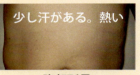

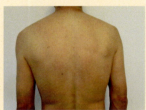

少し汗がある。熱い　少し汗がある。熱い

胸部所見　　腹部所見

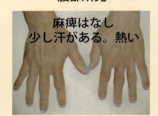

麻痺はなし
少し汗がある。熱い

背部所見

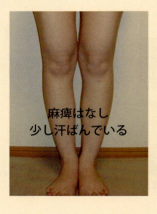

麻痺はなし
少し汗ばんでいる

リフィリングタイム：3秒
末梢循環不全

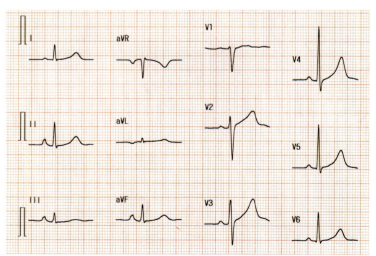

正常心電図

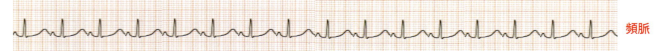

頻脈

12誘導心電図

講義の進め方

救命士A

ホワイトボード:
- 熱中症
- 意識低下
- 呼吸数上昇、心拍数上昇
- 循環血液量減少性ショック

F：病態を説明してください。

救命士A：熱中症です。

F：では熱中症の理学的所見でこの症例に現れている症状をすべて挙げてください。

救命士A：意識障害、頻脈、および頻呼吸、発汗、体温は40℃を超えているなどです。

F：処置については？

救命士A：とにかく体温を下げるようにクーリングを図ることだと思います。

F：輸液はどうしますか？

救命士A：循環血液量が減少していて、血圧も低いので行いたいと思います。

救命士B

ホワイトボード:
- 高体温
- 意識障害
- 循環血液量減少性ショック、脱水

F：病態を説明してください。

救命士B：高体温による脱水であり、現在、循環血液量減少性ショックと考えられます。

F：ではこの理学的所見でこの症例に現れている症状をすべて挙げてください。

救命士B：高体温、意識障害、頻脈、および頻呼吸、発汗、ショックです。

F：もし、このまま心停止になったらどうしますか？

救命士B：胸骨圧迫を行います。もちろん、気道管理も行います。

F：積極的な冷却はどうでしょうか？

救命士B：可能であればと思います。まず冷所に移動してから、体温を低下させる処置を行いたいと思います。

熱中症の重度度と症状、治療法

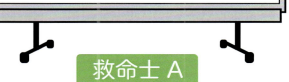

	症状	重症度	治療	病態からみた分類
I度 (応急処置と見守り)	めまい、立ちくらみ、生あくび、大量の発汗、筋肉痛、筋肉の硬直(こむら返り)、意識障害を認めない(JCS=0)		通常は現場で対応可能 →冷所での安静、体表冷却、経口的に水分とNaの補給	熱けいれん 熱失神
II度 (医療機関へ)	頭痛、嘔吐、倦怠感、虚脱感、集中力や判断力の低下(JCS≦1)		医療機関で診察が必要 →体温管理、安静、十分な水分とNa補給の輸液(経口摂取が困難なときには点滴にて)	熱疲労
III度 (入院加療)	下記の3つの症状のいずれかを含む。 (C) 中枢神経症状(意識障害、JCS≧2、小脳症状、けいれん発作) (H/K)肝・腎障害(入院経過観察、入院加療が必要な程度の肝または腎障害) (D) 血液凝固異常[急性期DIC診断基準(日本救急医学会)にてDICと診断]→III度の中でも重症型		入院加療(場合により集中治療)が必要 →体温管理(体表冷却に加え体内冷却、血管内冷却などを追加)、呼吸、循環管理、DIC治療	熱射病

- I度の症状が徐々に改善している場合のみ、現場の応急処置と見守りでOK
- II度の症状が出現したり、I度に改善がみられない場合、すぐ病院へ搬送する(周囲の人が判断)
- III度か否かは救急隊員や、病院到着後の診察・検査により診断される

(一般社団法人日本救急医学会熱中症に関する委員会：熱中症診療ガイドライン2015, p7, 2015による)

診断

大項目：意識障害
中項目：熱中症（熱射病）

診断の根拠となる所見

・外部環境
・意識障害
・皮膚所見（紅潮）
・高体温

考察

低労作および高温環境の過程から通常明白である。しかしながら、症状の発現を引き起こしうる薬物についても考慮すべきである。体温の連続モニタリングが望ましい。

指導のポイント

①熱中症の病態を説明できるか
②熱中症の重症度、緊急度の判断
をファシリテーションの中で確認していく。

症例は簡単に熱中症だとわかる。その後、病態をしっかり観察できるかを問う。また、循環血液量減少性ショックであるが、輸液は必要なのかどうかを確認する。

《熱射病の症状》

・広範な中枢神経系機能障害が特徴
・錯乱からせん妄、発作および昏睡までみられる
・頻脈および頻呼吸がよくみられる
・古典的熱射病では、皮膚は高温となり乾燥する
　労作性熱射病では、発汗が比較的よくみられる
・体温は40℃を超え、46℃を超えることもある

●熱中症、熱射病の病態

熱射病は体温調節機構が機能しなくなり、深部体温が大きく上昇した場合に生じる。
炎症性サイトカインが活性化し、多臓器不全が発症しうる（腸管内細菌叢由来のエンドトキシンも関与していることがある）。
臓器不全は中枢神経、骨格筋（横紋筋融解）、肝臓、腎臓、肺（急性呼吸促迫症候群）および心臓に起きることがある。凝固カスケードが活性化され、時に播種性血管内凝固症候群（DIC）が引き起こされる。
高カリウム血症および低血糖が起こることがある。
古典的熱射病：発症までに2～3日の曝露を必要とする。夏の酷暑の期間に、典型的には高齢で、座っていることが多く、エアコンを所有せず、そしてしばしば水分を入手する機会が限られている人に起きる。例外的に暑かった2003年の夏、古典的熱射病によりヨーロッパで多数の死亡が引き起こされた。
労作性熱射病：健康で活動的な人（例：運動選手、軍隊入隊者、工場労働者）で急に発症する。高温環境における強度の労作は、身体が調節できない急激で大量の熱負荷をもたらす。横紋筋融解がよく起こる（腎不全および凝固異常が若干多くみられ重度である）。

●予後および処置

死亡率は高いが、年齢、基礎疾患、最高体温および最も重要である高体温の持続時間と冷却の迅速性により変動する。生存者の約20%に脳障害が残る。
一部の傷病者では腎不全が持続する。体温は数週間不安定なことがある。
迅速な評価および効果的で精力的な冷却が有効。氷に浸したタオルおよび氷水への浸漬が効果的であるが、ふるえや皮膚血管収縮を起こさない冷却法が望ましい。気化冷却は心地よく簡便であり、一部の専門家は最も急速な方法と考えている。処置の間、傷病者を常に水で湿らせ皮膚に風を送る。噴霧ホースと大型の扇風機が最適であり、野外の群集に対して使用できる。
嘔吐および胃内容物の吸引が起こりうるため、気道を保護する方法が必要となる場合がある。
激しく興奮した傷病者では、麻痺が起こり人工呼吸を要することがある。

トピックス

《熱射病に類似する症候群》

特定の薬物［例：コカイン、フェンシクリジン(PCP)、アンフェタミン、モノアミンオキシダーゼ阻害薬］の使用後に生じることがある。通常過剰投与を要するが、労作および環境条件が相加因子となることがある。悪性高熱症（下記を参照）は一部の麻酔薬および抗精神病薬への曝露により生じることがある。この遺伝性疾患の死亡率は高い。

■悪性高熱症とは？
悪性高熱症は揮発性吸入麻酔薬により骨格筋細胞内のカルシウム濃度が持続的に上昇して発症する。症状としては筋肉の硬直、不整脈、頻脈、血圧の不安定、呼気の二酸化炭素圧の上昇などであり、ダントリウムが治療薬として使用される。骨格筋小胞体(SR)にあるリアノジン受容体(RYR1)のカルシウム調節機能の異常が主な原因で、遺伝子の変異が指摘されている。（参考文献：向田圭子、河本昌志：悪性高熱症—最近の話題について．日本臨床麻酔学会誌 32(5):682-690, 2012）

参考文献
1) 熱中症の診断・治療・患者説明．日本医事新報 4514:97-98, 2010．
2) 熱中症：メルクマニュアル．18版、日本語版．http://merckmanual.jp/mmpej/sec21/ch318/ch318d.html

症例 37
Facilitator Training for POT (FTP)

難易度 B

■傷病者情報

覚　知	午後0時40分
傷病者	28歳　男性
主　訴	意識障害
通報者	通行人
現　場	○○県○○郡

傷病者は28歳、男性。散歩中の通行人からの通報。近くの公園で食品を試食したとのこと。とにかく喉がイガイガして、息苦しいと言った後に、意識消失したとのこと。このようなことは初めてらしい。

Q：本症例の疾患は何？

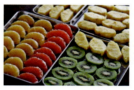
近くの公園で食べた食品

傷病者の外見・身体所見

対光反射：正常
瞳孔径：3mm、左右差なし

咽頭部

仰臥位→半坐位では外頸静脈は確認できない

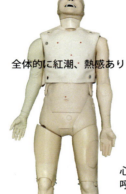
呼びかけに反応しない
全体的に紅潮、熱感あり
心　音：I、II音とも正常
呼吸音：24回/分　背部を中心に吸気時に断続性、低調性ラ音
体温：37.8℃

[体位による変動]

	血圧	心拍数	SpO2
仰臥位	80/40	150	91
下肢挙上	86/45	140	91
起坐位	74/40	140	94

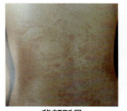 
背部所見　　　腕の皮膚所見
(西山茂夫：皮膚病アトラス．第5版,図2-1,p63,文光堂，東京,2004 による)

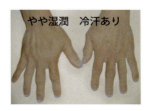
やや湿潤　冷汗あり

リフィリングタイム：3秒

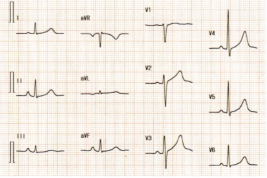
12誘導心電図

鑑別のポイント

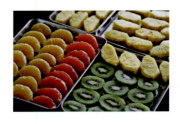

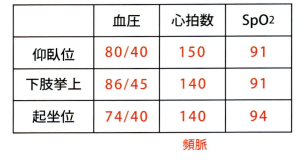

	血圧	心拍数	SpO2
仰臥位	80/40	150	91
下肢挙上	86/45	140	91
起坐位	74/40	140	94

頻脈

呼びかけに反応しない

全体的に紅潮・熱感あり

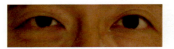

対光反射：正常
瞳孔径：3mm、左右差なし

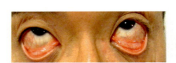

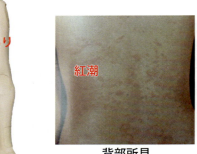

背部所見
紅潮

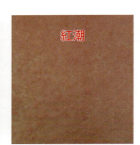

腕の皮膚所見
紅潮

（西山茂夫：皮膚病アトラス．第5版，図2-1，p63，文光堂，東京，2004による）

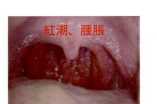

紅潮、腫脹

咽頭部

心　音：I、II音とも正常
呼吸音：24回/分　背部を中心に吸気時に断続性、低調性ラ音

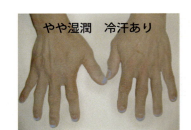

やや湿潤　冷汗あり

体温：37.8℃

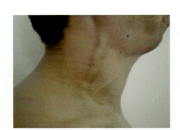

仰臥位→半坐位では外頸静脈は確認できない

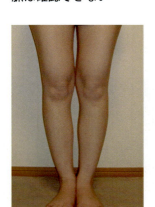

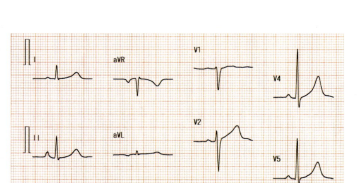

12誘導心電図

リフィリングタイム：3秒
末梢循環不全

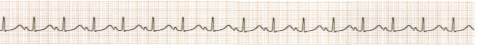

頻脈

講義の進め方

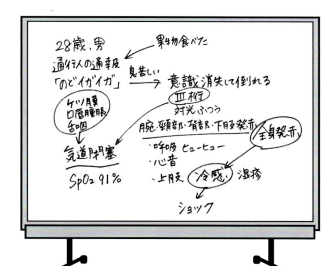

救命士A

F：病態を説明してください。

救命士A：アナフィラキシーショックです。

F：理学的所見でこの症例に現れている症状をすべて挙げてください。

救命士A：ショック、意識障害、皮膚所見（腫脹、紅潮）、肺野に断続性、低調性のラ音、喉頭浮腫です。

F：処置については？

救命士A：まず、エピネフリンの皮下注射を考慮します。もし持っていないとなると早期搬送しかないのではないかと思います。

F：この症例で何が一番緊急度が高いと思いますか？

救命士A：喉頭浮腫だと思います。なぜかというと、気道閉塞は起こってしまうと処置が難しくなるし、蘇生も難しくなるからです。

F：輸液はどうしますか？

救命士A：末梢の血管が拡張して、心臓に戻ってくる循環血液量が減少していて、血圧も低いので行いたいと思います。

F：しかし、肺では雑音がしますね。

救命士A：肺でも同様に血管透過性が増して間質に水が漏れていると考えられます。

F：輸液して大丈夫ですか？

救命士A：確かにこれを増長させる可能性がありますが、下肢挙上で血圧が上がるので一定の効果はあると判断します。

救命士B

F：病態を説明してください。

救命士B：アナフィラキシーショックです。気道閉塞と循環血液量の分配異常による血圧低下がみられます。

F：ではこの理学的所見でこの症例に現れている症状をすべて挙げてください。

救命士B：ショック、意識障害、皮膚所見（腫脹、紅潮）、肺野に断続性、低調性のラ音、喉頭浮腫です。体温が高いのは炎症によるものと考えられます。

F：もし、このまま心停止になったらどうしますか？

救命士B：胸骨圧迫を行います。もちろん、気道管理も行います。心停止前に輸液が確保できれば、エピネフリンも投与が遅くなることもないので効果があると思います。

F：しかし、肺では雑音がしますね。

救命士B：確かに肺水腫に似た症状があります。輸液はアドレナリンを投与することを考えていても有利だと思います。

F：ではショックとして扱い、なるべく早期に静脈路確保を行うということですか？

救命士B：そうです。今までは心肺停止にならないと静脈路確保が難しかったのですが、今は事前に可能なのでかなり有利な対応ができるのではないかと思います。

F：気道確保は？

救命士B：気道閉塞がやはり一番嫌です。これが一番、緊急度が高いのではないかと考えられます。

診断

大項目：アナフィラキシーショック
中項目：血液分布異常性ショック
小項目：ラテックスアレルギー

診断の根拠となる所見

・ショック
・意識障害
・皮膚所見（腫脹、紅潮）
・肺野に断続性、低調性のラ音
・喉頭浮腫

考察

食物によるアレルギー反応で起こったショックである。原因としてはキウイが原因のラテックスアレルギーと予想される。全身にある赤く腫れた皮膚所見、喉頭浮腫などから判断は簡単であろう。

指導のポイント

①アナフィラキシーショックの病態を観察できる
②アナフィラキシーショックの傷病者の処置ができる
ことである。

アナフィラキシーショックの病態は気道系であれば、喉頭浮腫、肺野に断続性、低調性のラ音などが挙げられる。また循環器系として末梢血管が拡張しているショックが挙げられる。

アナフィラキシーショックの傷病者の処置についてはまず、喉頭浮腫にどう対応するかである。エピペン®の使用ができるのかどうか？　また、使用できないときはどうするのかなどをファシリテートする。救急救命士は傷病者が持参している場合にのみエピペン®が使用できるが、大半はそうでないケースである。

ショックのバイタルに対してはどう対応するか議論する。下肢を上げて血圧が高くなることより、循環血液量を増やすことは1つの方法であるが、肺野で透過性の亢進がみられるので、輸液が有利に働くのかどうかを議論する。正しい解答はどれであると決められないが、それぞれの長所、短所をしっかり議論する。

アナフィラキシーショックの原因としてラテックスアレルギーがあることを講義で述べてもよい。ほかにも蕎麦や小麦粉なども原因として考えられる。

《アナフィラキシーショックの所見》

皮膚症状：蕁麻疹、痒み、皮膚が赤くなる
粘膜症状：口唇、舌、口の中が腫脹、眼瞼が腫れる
呼吸器系症状：息切れ、咳、呼吸音（上気道閉塞を示すストライダー）
循環器症状：血圧低下による失神

ラテックスアレルギーとは

天然ゴム (natural rubber latex) 製品に接触することによって起こる蕁麻疹、アナフィラキシーショック、喘息発作などの即時型アレルギー反応をラテックスアレルギーという。

初めて医学雑誌に報告されたのは1979年のNutterによる接触性蕁麻疹の報告。天然ゴム製品は手袋、カテーテル・絆創膏などの医療用具、炊事用手袋、ゴム風船、コンドームなどの日用品として日頃から接触する機会が非常に多い製品である。最近は院内感染の予防のために医療従事者のゴム手袋の使用頻度が高くなったので欧米では罹患率が急速に上昇した。

また、バナナ、アボカド、メロン、栗などの特定の食物に含まれる蛋白質と交叉抗原性を示すこともあり、ラテックスアレルゲンに感作されるとバナナ、アボカドなどを食べたときに蕁麻疹やアナフィラキシーショックを起こすことがある (ラテックス・フルーツ症候群)。

ラテックスアレルギーのハイリスクグループ

①医療従事者、特に手指にアトピー性皮膚炎、接触性皮膚炎がある場合
②繰り返し医療処置を受けている患者、欧米では二分脊椎症患者＊がこれに当たる (＊：産後、早期に手術する際にラテックス手袋に対し感作されるため。また、排尿障害のためにラテックス製の持続導尿カテーテルを留置することが多いため)。
③食物アレルギー患者、特にラテックスアレルゲンと交叉抗原性をもつアボカド、バナナ、栗、キウイなどにアレルギーがある場合
④天然ゴム製造業従事者

接触性皮膚炎とは

天然ゴム製品との接触で起こるアレルギーに接触性皮膚炎という病気があるが、これは天然ゴム製品の製造過程で添加される化学薬品が原因で感作されて起こる湿疹である。この病気は遅発型アレルギー反応によって起こる。特異IgE抗体の産生はない。

症例 38

Facilitator Training for POT (FTP)

難易度 A

■傷病者情報

覚　知	午前10時40分
傷病者	34歳　男性
主　訴	転落事故
通報者	工事現場の同僚
現　場	○○県○○市○○建設工事現場

転落事故傷病者の救急要請。○○建設工事現場の連絡。工事中に屋根から転落。詳細は不明。食事はしていた。

Q：本症例の疾患は何？

傷病者の外見・身体所見

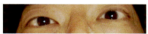
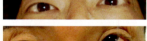
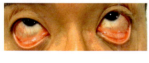
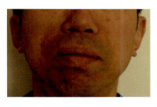
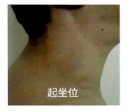

起坐位

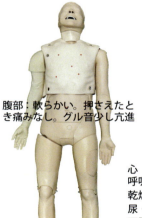

「気分不良、意識はもうろう」

腹部：軟らかい。押さえたとき痛みなし。グル音少し亢進

心　音：正常
呼吸音：24回/分　腹式呼吸
乾燥している
尿・便失禁はなし
下肢：麻痺

体温：36.9℃

[体位による変動]

	血圧	心拍数	SpO$_2$
仰臥位	80/60	30	96
ファウラー位	80/60	30	96
セミファウラー位	80/60	30	96

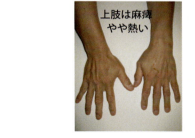

上肢は麻痺
やや熱い

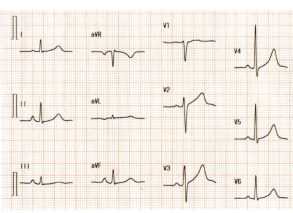

現場到着30分後　安静時
胸部誘導心電図

現場到着時　心電図

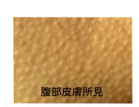

腹部皮膚所見

腹部全体にこのような皮膚所見

リフィリングタイム：3秒

鑑別のポイント

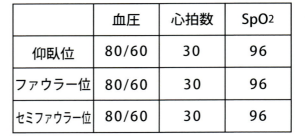

	血圧	心拍数	SpO2
仰臥位	80/60	30	96
ファウラー位	80/60	30	96
セミファウラー位	80/60	30	96

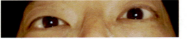
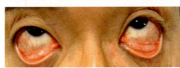

「気分不良、意識はもうろう」

心 音：正常
呼吸音：24回/分　腹式呼吸
乾燥している
尿・便失禁はなし

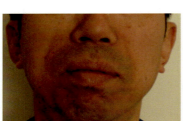
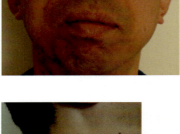

腹部：軟らかい。押さえたとき痛みなし。グル音少し亢進

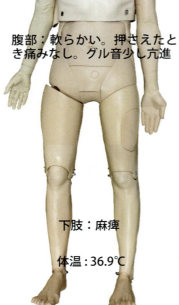

下肢：麻痺

体温：36.9℃

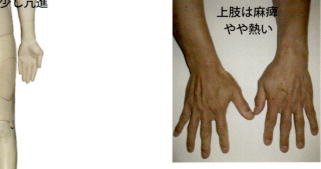

上肢は麻痺
やや熱い

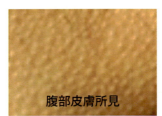

腹部皮膚所見

腹部全体にこのような皮膚所見
（副交感神経亢進による鳥肌）

リフィリングタイム：3秒

起坐位

現場到着30分後　安静時
胸部誘導心電図

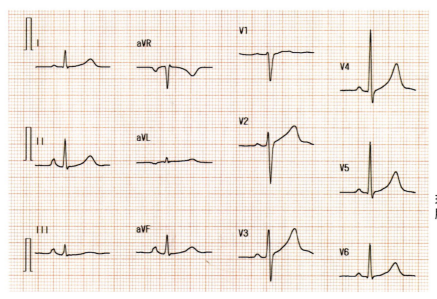

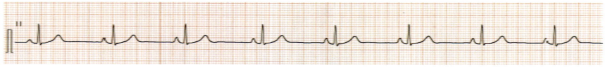

現場到着時　心電図

講義の進め方

```
34歳男性。外傷
高エネルギー外傷

脊損によるショック
四肢麻痺
徐脈
末梢が温かい
```

```
34歳男性、転落事故による外傷
高エネルギー外傷
ロードアンドゴーの症例
脊損によるスパイナルショック
四肢麻痺
高度徐脈 HR30
80/60
末梢の温感
グル音の亢進→副交感神経の亢進
```

F：病態を説明してください。

救命士A：屋根から転落した外傷性ショックです。高エネルギー外傷でロードアンドゴーの症例です。

F：では理学的所見でこの症例に現れている症例をすべて挙げてください。

救命士A：脊損によるショック、四肢麻痺、高度徐脈、末梢が温かいなど交感神経の活動がなくなって末梢の血管が拡張しています。

F：もし、このまま心停止になったらどうしますか？

救命士A：胸骨圧迫を行います。もちろん、気道管理も行いますが、気管挿管は難しいかと思います。心停止前に輸液ルートが確保できれば、エピネフリンも投与が遅くなることもないので効果があると思います。

F：輸液は効果があると思いますか？

救命士A：セミファウラー位でも血圧があまり上がっていないのを考えると、輸液の効果は？と思います。

F：それでもなるべく早期に静脈路確保を行うということですか？

救命士A：そうです。今までは心肺停止にならないと静脈路確保が難しかったのですが、今は事前に可能なのでかなり有利な対応ができるのではないかと思います。

F：気道確保は？

救命士A：頸部を固定して確保できるならそのまま下顎挙上で大丈夫と思います。

F：病態を説明してください。

救命士B：転落事故による外傷、高エネルギー外傷で、ロードアンドゴーの症例です。

F：理学的所見でこの症例に現れている症例をすべて挙げてください。

救命士B：脊損によるスパイナルショックで、神経学的には四肢麻痺、高度徐脈でHR30。血圧は80/60となっています。末梢の温感、グル音の亢進があり、副交感神経の亢進の状態です。

F：処置については？

救命士B：全脊椎固定を優先して、早期に搬送します。

F：緊急度はどうですか？

救命士B：高いと思います。特に麻痺が進行しているときは緊急度が高いと考えられます。

F：輸液はどうしますか？

救命士B：末梢の血管が拡張して、心臓に戻ってくる循環血液量が減少していて、血圧も低いので行いたいと思います。

F：しかし、体位の変化ではほとんど効果はないのではないでしょうか？

救命士B：確かにそれは思います。

F：麻痺している上肢に輸液して大丈夫ですか？

救命士B：輸液を行う場所が確かにないですね。しかし、この場合はどこかに確保しなければならないと思います。

診断

大項目：外傷
中項目：脊髄損傷（頸髄）
小項目：神経原性ショック

診断の根拠となる所見

- 外傷後の麻痺
- 徐脈
- 末梢の熱感（血管拡張）

考察

■神経原性ショック

上位胸椎より高位の脊髄損傷によるショック、自律神経系失調（交感神経の活動が減少して、副交感神経亢進する→鳥肌がみられる）によって引き起こされた末梢血管弛緩による血液分布異常性ショック(distributive shock)である。

症状としては血圧低下のほか徐脈を伴い、四肢末梢の皮膚は温かく、乾燥している。

外傷に伴うショックであるので、その診断はまず出血性ショックを否定することが前提となる。

治療では輸液の効果は少なく、トレンデンブルグ体位と血管収縮薬が有効である。徐脈がみられる場合は副交感神経遮断薬であるアトロピンが用いられる。多くの場合、血圧低下は24～48時間で回復することが多い。

■脊髄ショック

横断性の脊髄損傷に伴う神経症状を指し、傷害レベル以下の筋トーヌスの低下する弛緩性麻痺、感覚脱失、尿閉からなる。脊髄反射である深部腱反射、表在反射ともに一過性に消失するが、消失した脊髄反射は数週間後から徐々に回復して筋トーヌスも亢進し、痙性麻痺に移行する

(日本救急医学会：医学用語解説集　http://www.jaam.jp/html/dictionary/dictionary/index.htm より改変)。

指導のポイント

①神経原性ショックの病態を説明できる
②神経原性ショック時の観察項目を挙げられる
③神経原性ショック時の処置について考察する
の3点を議論する。

病態や観察項目は上位胸椎より高位の脊髄損傷によるショックバイタル、自律神経系失調、末梢血管弛緩による血液分布異常による血圧低下のほか徐脈を伴い、四肢末梢の皮膚は温かく乾燥などを挙げていくのがよい。

処置は、外傷特に高エネルギー外傷であるので全脊柱固定などが挙げられるが、特にここでは輸液の必要性について意見を引き出すことが有効と考えられる。

脊髄損傷による影響

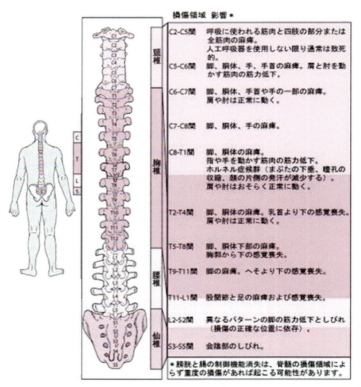

(脊髄障害の基礎知識.メルクマニュアル医学百科 家庭版　http://merckmanuals.jp/home/脳,脊髄,神経の病気/脊髄障害/脊髄障害の基礎知識.htmlによる)

脊髄損傷の部位による影響

損傷の位置	生じうる影響*
C5より上	呼吸麻痺、しばしば死亡
C4～C5、またはC4より上	完全な四肢麻痺
C5とC6の間	下肢の麻痺はあるが、上肢の外転、屈曲は可能
C6とC7の間	下肢、手首、手の麻痺があるが、肩関節の運動および肘関節の屈曲は通常可能
T1より上	横断損傷があれば、縮瞳
T11とT12の間	膝の上下の下肢筋麻痺
T12～L1	膝より下の麻痺
馬尾	反射低下性または無反射性の不全麻痺が下肢に生じ、通常は神経根の分布域に痛みと触覚過敏が生じる
S3～S5、またはL1の脊髄円錐	腸および膀胱機能の完全な喪失

＊：持続性勃起症、直腸の緊張低下および反射における変化は、いずれの部位の損傷でも起こることがある。

(脊髄外傷.メルクマニュアル18版 日本語版　http://merckmanual.jp/mmpej/sec21/ch311/ch311a.htmlより改変)

症例 39

Facilitator Training for POT (FTP)

難易度 A

■傷病者情報

覚　知	午前10時40分
傷病者	8歳　男性
主　訴	転落
通報者	住民
現　場	○○県○○市○○公園

　川で遊んでいたが、流れに足を取られたということで救急要請。3分後に引き上げられて、バイスタンダーによる蘇生が施されていた。救急隊到着時には自己心拍は再開していた。体表面には外傷はなく、流されたところは深瀬で、頭を強く打った様子はなし。

Q：本症例の疾患は何？

傷病者の外見・身体所見

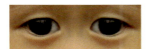
対光反射：正常

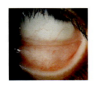

上肢は痛み刺激に動かす。下肢は自発的には動かさない。痛み刺激には動かす
尿・便失禁はなし

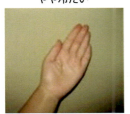
やや冷たい

リフィリングタイム：3秒

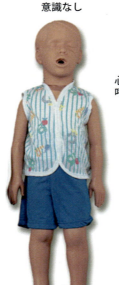
意識なし
体温：35.9℃

[体位による変動]

	血圧	心拍数	SpO2
仰臥位	80/60	120	94
ファウラー位	80/60	120	94
セミファウラー位	80/60	120	94

心　音：正常
呼吸音：24回/分　腹式呼吸
　　　　断続性、低調性ラ音

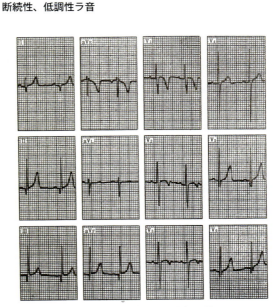

現場到着30分後　安静時　胸部誘導心電図
(大国真彦(著)：小児心電図の正常値. p146, 医学書院, 東京, 1985による)

鑑別のポイント

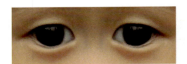
対光反射：正常　　　意識なし

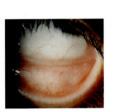

	血圧	心拍数	SpO2
仰臥位	80/60	120	94
ファウラー位	80/60	120	94
セミファウラー位	80/60	120	94

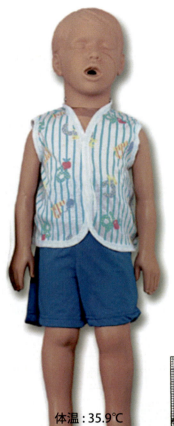
体温：35.9℃

心　音：正常
呼吸音：24回/分　腹式呼吸
　　　　断続性、低調性ラ音

上肢は痛み刺激に動かす
下肢は自発的には動かさない。痛み刺激には動かす
尿・便失禁はなし

やや冷たい

リフィリングタイム：3秒

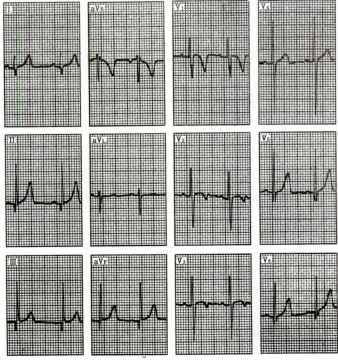

現場到着30分後　安静時　胸部誘導心電図
(大国真彦(著)：小児心電図の正常値.p146,医学書院,東京,1985による)

講義の進め方

救命士 A

（ホワイトボード）
観察しなければならないこと
8才 男児
転落
住民が連絡
川
3分後 引上げ → CPR
　　　　　　　↓
　　　　自己心拍再開
気分不良、もうろう
呼吸音 ブクブク
上肢 冷たい　　79/59 脈 116
心音 正常　　　(SpO2 93%)
CRT 3秒　　　　芯やや低い
○呼吸と気道　　呼吸 24
○神経症状　　　体温 35.9℃
○頭部外傷
○脳ヘルニア
○詳細観察

F：病態を説明してください。

救命士A：小児の溺水症例です。

F：では理学的所見でこの症例に現れている症状をすべて挙げてください。

救命士A：意識障害があります。これは溺水による低酸素が原因です。肺に水が流入しているためか呼吸音に水泡音が聞かれます。全身は体温が低下しています。

F：搬送の前にどのような処置を行いますか？

救命士A：まず保温と口腔内の吸引を行いながら、気道の確保を行います。

F：ほかに観察項目は？

救命士A：外見上外傷がないかどうかを確認します。後は神経学的な観察を行います。

F：気道確保は？

救命士A：頸部を固定して確保できるなら、そのまま下顎挙上で大丈夫と思います。しかし、誤嚥などを疑うので心肺停止になれば気管挿管して吸引することも考慮しています。しかし、今回は小児なので適応はないと思います。

救命士 B

（ホワイトボード）
8歳、男　　　観察すべて JCS
3分後CPR　　　　　A、B、C
救急隊着ROSC　BP 81/63
○外傷(−)　　　 HR 120
　　　　　　　　SpO2 95
○JCS 3　　　　　24
○瞳孔？　　　　BT 35.9℃
○呼吸音 呼気終末 異音(+)
○ECG　　　　　　(湿性ラ音)
・上肢（冷）
・CRT 3秒
・下肢麻痺(−)

F：病態を説明してください。

救命士B：小児の溺水症例です。

F：では理学的所見でこの症例に現れている症状をすべて挙げてください。

救命士B：意識障害があります、JCS Ⅲです。肺に水が流入しているためか呼吸音に湿性ラ音が聞かれます。全身は体温が低下しています。末梢の循環不全があると思います。

F：神経学的に異常はないですか？

救命士B：痛み刺激には上肢、下肢が動くので麻痺はないと考えます。

F：ほかに観察項目は？

救命士B：体温は小児なので気になります。保温は行いたいと思います。

F：気道確保は？

救命士B：心肺停止症例ではないので、気管挿管などはできないと思います。しかし、胃の内容物や水などを吸引する必要はあると思います。

診断

大項目：溺水
中項目：窒息
小項目：ショック

指導のポイント

①溺水の病態生理を理解できているか
②溺水の観察項目を挙げられるか
である。
　心拍が再開しているので、気管挿管するのかなど各救命士の考え方などの差を議論すべきである。

診断の根拠となる所見

溺水による蘇生後の状態

考察

●肺障害

誤嚥は、特に粒子状物質や化学物質の場合に化学肺炎を起こし（時に原発性または細菌性肺炎に続発）、肺胞のサーファクタント分泌を障害して、斑状の無気肺をもたらすことがある。広範な無気肺は肺の病変部位を硬く、弾性のない換気不良の状態にして、高炭酸ガス血症および呼吸性アシドーシスに伴う呼吸不全を引き起こしうる。

●体液の変化

溺水では時に大量の水が誤嚥され、電解質濃度や血液量を変化させることがある。大量の淡水は電解質濃度の大きな低下、血液量の増加、溶血を起こすことがある。

●外傷・体温

骨格、軟部組織、頭部および身体内部の損傷が起こりうる。浅水域に飛び込むと頸椎やほかの脊椎の損傷を受ける可能性がある。
全身の低体温をもたらす。低体温はまた潜水反射を刺激し、心拍を下げ、末梢動脈を収縮させ、酸素化された血液を四肢および腸から心臓や脳へ切り替えることで保護的となりうる。さらに低体温は組織の酸素要求量を低下させ、生存を延長し、低酸素による組織損傷の発現を遅らせる。
潜水反射および冷水からの全般的な臨床的保護作用は、通常幼児で最も大きい。

不慮の事故による死亡の種類別割合の順位　[平成23（2011）年]

年齢階級別	1位	2位	3位
総数	窒息	転倒・転落	溺死および溺水
0歳（乳児）	窒息	交通事故	溺死および溺水
1〜4歳	交通事故	溺死および溺水	窒息
前期高齢者	溺死および溺水	窒息	交通事故
後期高齢者	窒息	転倒・転落	溺死および溺水

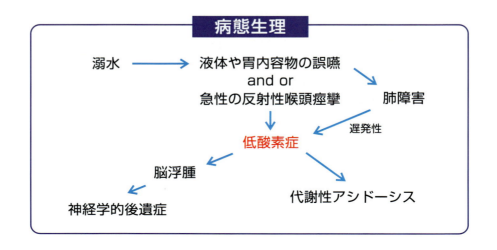

■あとがき

　POTが開発されてから4年が経過して、毎年15〜20回を超える講義が全国各地で開催されるようになってきました。また、各地ではこれをアレンジした方法で地域に合ったPOTが開催されてきており、最初は手探りで始めたものが、救急救命士の生涯教育の1手法として確立してきた感があります。これも、多くの救急救命士、医療関係者の皆様のご指導、ご鞭撻の賜物と御礼申し上げます。

　この『続POTファシリテーター養成マニュアル』と前書『POTファシリテーター養成マニュアル』の発刊にあたり、貴重な写真をご提供くださったり、編集にご協力頂きましたすべての方々に心から御礼申し上げます。おわりに、ぱーそん書房の山本様、レールダルジャパンの皆様方には格別のお力添えを賜わり深甚の敬意と謝意を表します。

平成28年10月吉日

南　浩一郎

《著者紹介》

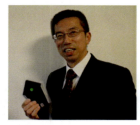

(住友理工と共同開発した胸骨圧迫訓練機器『しんのすけくん』を手に持つ著者)

南　浩一郎

一般財団法人救急振興財団救急救命東京研修所　教授
自治医科大学医学部麻酔科学・集中治療医学講座(麻酔科学部門)　講師
自治医科大学医学部救急医学講座　講師
〈専門分野〉救急医学、麻酔学、薬理学、産業医学

学歴
1965 年 鹿児島県出身
1983 年 産業医科大学医学部医学科入学
1995 年 同大学院医学研究科(生体情報系専攻)修了［博士(医学)］
1995 年 同麻酔科学助手
1995 年 米国コロラド大学 Life Sciences Center 薬理学教室 Postdoctoral fellow 日本
　　　　学術振興会から海外の中核的研究拠点への派遣研究員
2000 年 産業医科大学医学部麻酔科学講師
2005 年 日本学術振興会科学研究費委員会専門委員
2006 年 ～ 現職

　麻酔学、救急医学、薬理学を専攻。日本麻酔科学会認定指導医、労働衛生コンサルタントの資格を有し、企業産業医活動も行っている。

　現在は、プレホスピタルの教育に従事している傍ら、産業医学と救急医学の融合をライフワークとして職域での蘇生活動の普及を行っている。趣味は年 2～3 回のフルマラソン参加(日本体育協会公認スポーツドクター)とものづくりで、救急蘇生訓練機器などを企業とともに開発している。

続 POT ファシリテーター養成マニュアル
ISBN978-4-907095-34-5　C3047

平成 28 年 11 月 1 日　第 1 版発　行
平成 31 年 1 月 15 日　第 1 版第 2 刷

著　者─── 南　　浩　一　郎
発行者─── 山　本　美　惠　子
印刷所─── 三　報　社　印　刷 株式会社
発行所─── 株式会社 ぱーそん書房
　　　　〒101-0062 東京都千代田区神田駿河台 2-4-4(5F)
　　　　電話(03)5283-7009(代表)/Fax(03)5283-7010

Printed in Japan　　　　　　　　　　　　　© MINAMI Kouichiro, 2016

・本書の複製権・翻訳権・上映権・譲渡権・公衆送信権(送信可能化権を含む)は株式会社ぱーそん書房が保有します.
・ JCOPY ＜出版者著作権管理機構　委託出版物＞
本書の無断複製は著作権法上での例外を除き禁じられています．複製される場合には，その都度事前に出版者著作権管理機構(電話 03-5244-5088, FAX 03-5244-5089, e-mail : info@jcopy.or.jp)の許諾を得て下さい.

好評書!!

傷病者観察のトレーニングに最適!!

POTファシリテーター養成マニュアル

著 南 浩一郎 救急振興財団救急救命東京研修所 教授

・救急振興財団救急救命東京研修所の南先生らが中心となって進めているPOT講義のファシリテーター養成マニュアル。
・講義の進行役として参加者の意見交換を促し、相互理解が得られるための指南書として、具体的にわかりやすく解説している。

[目次]
・POTとは何か
・POTにおけるファシリテーターとは
・POTの講義の進め方
・会場の設営
・講義資料の準備
・POTの構成
・POTでの症例提示の方法
・症例提示のポイント
・プレゼンテーションのやり方
・プレゼンテーションの評価
・ディスカッションのやり方
・講義のやり方

症例1　乳頭筋断裂による僧帽弁閉鎖不全症
症例2　急性心筋梗塞（左冠状動脈）
症例3　亜急性細菌性心内膜炎による敗血症性ショック
症例4　急性心筋梗塞（右冠状動脈）
症例5　急性心筋梗塞（左冠状動脈）
症例6　僧帽弁閉鎖不全症
症例7　大動脈解離・心タンポナーデ
症例8　髄膜炎
症例9　くも膜下出血
症例10　脳出血
症例11　脳梗塞
症例12　脳ヘルニア
症例13　喘息
症例14　慢性閉塞性肺疾患（COPD）
症例15　気胸
症例16　窒息（上気道閉塞）
症例17　緊張性気胸
症例18　肺炎
症例19　肺血栓塞栓症

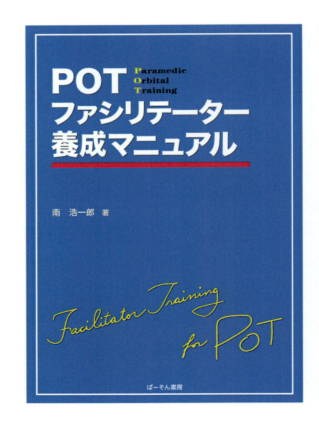

定価：本体 3,500 円＋税
A4判・96頁　ISBN978-4-907095-28-4

好評書!!

救急現場の目線で捉えた精神科救急テキストがついに刊行!!
病院前 精神科救急 55事例から学ぶ対応テキスト

著 市村 篤 東海大学医学部救命救急医学講師

- 救急隊員が現場で苦慮するのが精神科救急対応である。
- 精神症状を訴える傷病者への対応を55の豊富な事例で提示。
- 救急隊員ならいずれ必ず遭遇するであろう事態に備えて、精読したい必携書!!

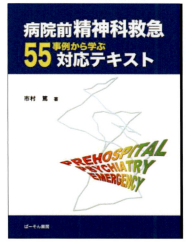

[目次]
第Ⅰ章 総論
1. 精神障害と精神病の定義/2. 精神障害の分類と治療/3. 精神障害の観察と判断/4. 重症度・緊急度の判断/5. 精神疾患と身体疾患の意識障害について/6. 精神科救急傷病者対応時の一般的留意点/7. 精神科救急について/8. 精神科救急に関連する法律/9. 精神保健福祉法について/10. 精神保健福祉法による入院形態/11. 救急搬送の一連の流れ/12. 病院選定の原則/13. 精神科救急の現状/14. 精神科救急の運営について/15. 傷病者への具体的対応法/16. 家族への対応/17. 搬送先(身体科)医師への対応/18. 搬送先(精神科)医師への対応/19. MC(メディカルコントロール)医師への相談/20. 警察官への対応/21. 一般市民に対する啓発

第Ⅱ章 各論
1 気分障害(双極性障害、単極性障害)/2 中毒性精神病/3 統合失調症/4 認知症/5 身体表現性障害/6 解離性(転換性)障害/7 器質性精神病/8 症状精神病/9 神経症性障害/10 パニック障害/11 急性ストレス障害/12 心的外傷後ストレス障害/13 適応障害/14 精神遅滞/15 発達障害(自閉症スペクトラム障害)/16 ADHD(注意欠如・多動性障害)/17 パーソナリティ障害/18 てんかん性精神病/19 自殺企図/20 リストカット/21 せん妄状態/22 興奮状態/23 昏迷状態/24 不眠/25 不安/26 パニック発作 27 過換気発作 28 解離(転換)症状 29 酩酊状態 30 幻覚・妄想状態 31 うつ状態 32 躁状態/33 診療拒否 34 不搬送事例

定価:本体 2,500円+税 A4判・134頁 ISBN978-4-907095-30-7

母体搬送に必要なエキスが満載! 母体急変対応の基礎が学べる必携書!!
病院前 周産期救急 実践テキスト

著 高橋文成 永井産科婦人科産婦人科医師

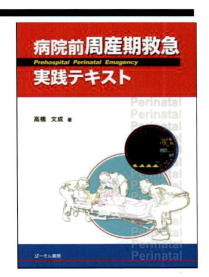

昨今、分娩を取り巻く環境は大きく変化しています。高齢出産によるハイリスクな分娩、未受診での分娩、家族のアシストのない分娩などが増え社会的問題になっています。搬送においても受け入れ施設の選定を含め手間取る場面が多くなり、救急隊員の皆さんの苦労も増えていると予測しています。「病院前周産期救急実践テキスト」はそのような皆さんの苦労を少しでも和らげるための最適なテキストだと思います。

まず図や写真が多く、それもリアルでわかりやすい。また解説も非常に簡潔で要点を的確に表現しています。周産期医療のスタッフにとっても貴重な内容です。さまざまな場面を設定して、各場面で母体および新生児の危険を少しでも減じて搬送するためのエキスが満載です。産科の経験と救急医療の現場の両者を経験してきた高橋文成先生でないと描写できない内容です。

是非このテキストを学び、われわれの活動を助けてください。—推薦文より抜粋—

[目次]
Ⅰ・総論 1. はじめに/2. 女性のからだ/3. 月経とは/4. 妊娠/5. 高齢妊娠について/6. 分娩に関して/7. 母体搬送に関して
Ⅱ・周産期救急 1. 搬送時の母体急変のサインとは/2. バイタルサインのおさらい/3. 妊婦の急変対応(病院内では)/4. 急変対応の心肺蘇生/5. 死戦期帝王切開
Ⅲ・ケーススタディ 1. 妊娠初期に出血をきたしたケース/2. 切迫早産治療中患者が子宮収縮抑制不能となったケース/3. 正常分娩後に出血が増加し、全身状態悪化のため母体搬送となったケース/4. 胎盤娩出直後に腹部激痛および大量出血を引き起こしたケース/5. 未受診妊婦が自宅で性器出血をきたし搬送となったケース/6. 常位胎盤早期剥離のケース/7. けいれんと意識障害を起こした妊婦/8. 破水妊婦が分娩進行とともに呼吸苦を訴えたケース/9. 精神疾患合併妊娠について/10. 車内分娩のケース

定価:本体 2,000円+税 A4判・82頁 ISBN978-4-907095-29-1